もしあと1年で人生が終わるとしたら？

ホスピス医
小澤竹俊

アスコム

はじめに

はじめに、みなさんに質問です。
もし、あと1年で人生が終わるとしたら、あなたは、

旅行に行きたいですか？
家族と楽しいときをすごしたいですか？
もっと仕事をしたいですか？
趣味に時間を使いたいですか？

おいしいものが食べたいですか？

ほしかったものを買うでしょうか？

まだまだやりたいことがたくさんあるという人がほとんどでしょう。

なぜこのような問いかけをしたかというと、人生に締め切りを設けることで、何がやりたいか、何が大切かが明確になるからです。

もし、あと1年で人生が終わるとしたら？

25年間、人生の最終段階の医療に携わり、3500人を超える患者さんたちをお見送りしてきて、私には一つ、気づいたことがあります。

それは、「死」を前にすると、人は必ず自分の人生を振り返るということ。

そして、自分の人生で誇れること、後悔していることなどを少しずつ整理し、最終的には多くの方が、「良い人生だった」と納得して、穏やかにこの世を去っていかれます。

日々忙しく過ごしていると、人はなかなか、自分の生き方を見つめ直したり、自分にとって本当に大切なものに気づいたりすることができません。

でも、もし。

もし、あと1年で人生が終わりを告げるとしたら……。

私が関わってきた患者さん同様、きっと多くの人が、自分の人生に思いをはせるのではないでしょうか。

人が人生の終わりに考えること

人生は誰もが満足して終えられるものではないかもしれませんが、私の経験上、多くの人が「いい人生だった」「自分なりに頑張った」という思いを抱えて最後を迎えられます。

ただ、中には「そういえば……もっとこうしておけばよかった」「そういえば……こんなふうに生きればよかった」といった後悔の念を抱く方もいらっしゃいます。

よく現場で耳にするのは、「もう一度家族と旅行に行きたかった」という声や「もっとチャレンジすればよかった」という声です。

私たちは後悔も充実感も抱えながら、日々を生きています。

最後を迎えるときも同じことなのかもしれません。

しかし、まだ健康で人生の道半ばという人にとっては、できるだけ心残りを減らしたい、後悔をしたくないと思うのが人の心ではないでしょうか。

後悔のない人生とは何か、良い人生とは何か

人生の最終段階を迎えた患者さんたちと時間を共にさせていただく中で、私は「後悔のない人生とは何か」「良い人生とは何か」を、ずっと考えてきました。

お一人おひとり、生きてこられた時代も背景も、大切にしてこられたものも違います。

また、年齢を重ね、病気で亡くなられる方もいれば、幼いお子さんを残し、若くしてこの世を去られる方もいらっしゃいます。

すべての人に共通して言える「後悔のない人生の条件」「良い人生の条件」など、ないのかもしれません。

それでも、人生の最後に「より後悔がない人生だった」「より良い人生だっ

た」と思えるために必要な条件を挙げるならば、次の4つになるでしょう。

- 自分で自分を否定しないこと
- いくつになっても新しい一歩を踏み出すこと
- 家族や大切な人に、心からの愛情を示すこと
- 今日一日を大切に過ごすこと

あくまでも私個人の結論、考えにすぎませんが、おそらく多くの人にとって、この4つは人生を豊かにし、後悔なく生きるうえで本当に大切なことではないかと思っています。

しかし、人生にはさまざまなことが起こります。

病気をしたり、大きな失敗をしたり、人間関係で傷ついたりして、つい自分を否定したくなったり、新しいことに挑戦するのが怖くなったり、まわりの人を大切にできなくなったりすることもあるでしょう。

また、世界中を襲った新型コロナウイルスの感染拡大や、それに伴うさまざまな出来事により、人生の喜びや生きる意味を見出せなくなっている人が増えています。

２０２０年に行われた、人生の満足度に関する調査を見ると、「人生を楽しんでいない」と答えた人は約36％であり、３人に１人以上が「人生、生活に満足していない」と答えています（左ページ上図）。

さらに、コロナ禍以前に比べ、生活満足度が大幅に低下しており、特に生活の楽しさ・社会とのつながりといった分野で低下幅が大きいという調査結果が、内閣府より発表されています（左ページ下図）。

この図は、「まったく満足していない」を0点、「非常に満足している」を10点とし、満足度を数値化したものです。

私たちの人生は、ときとして自分以外のものに大きく影響され、なかなか思う通りにはいきません。

その中でどうするか、それが一人ひとりの決断であり、人生でもあります。

これまでの人生に満足していますか？

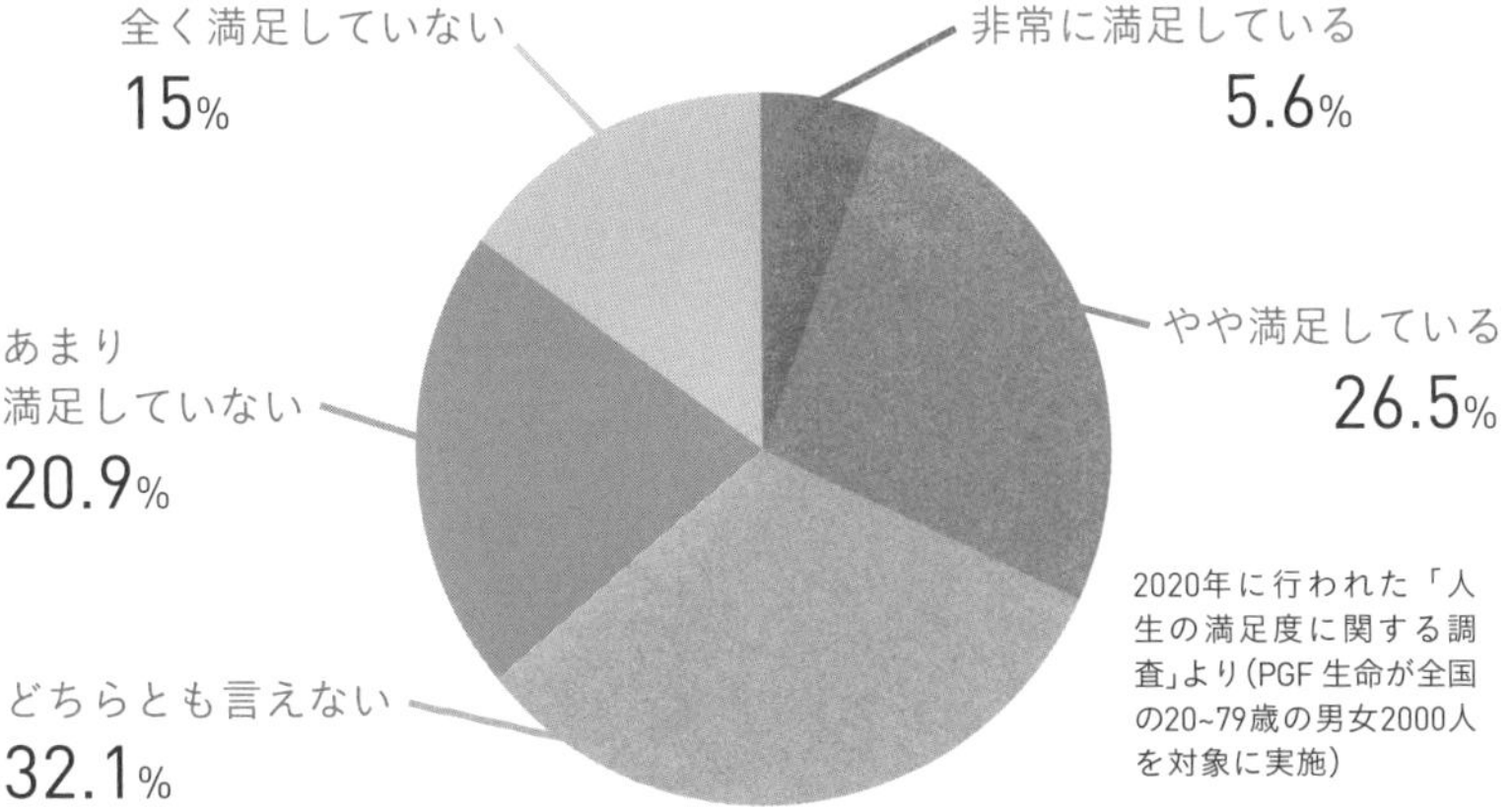

2020年に行われた「人生の満足度に関する調査」より（PGF生命が全国の20~79歳の男女2000人を対象に実施）

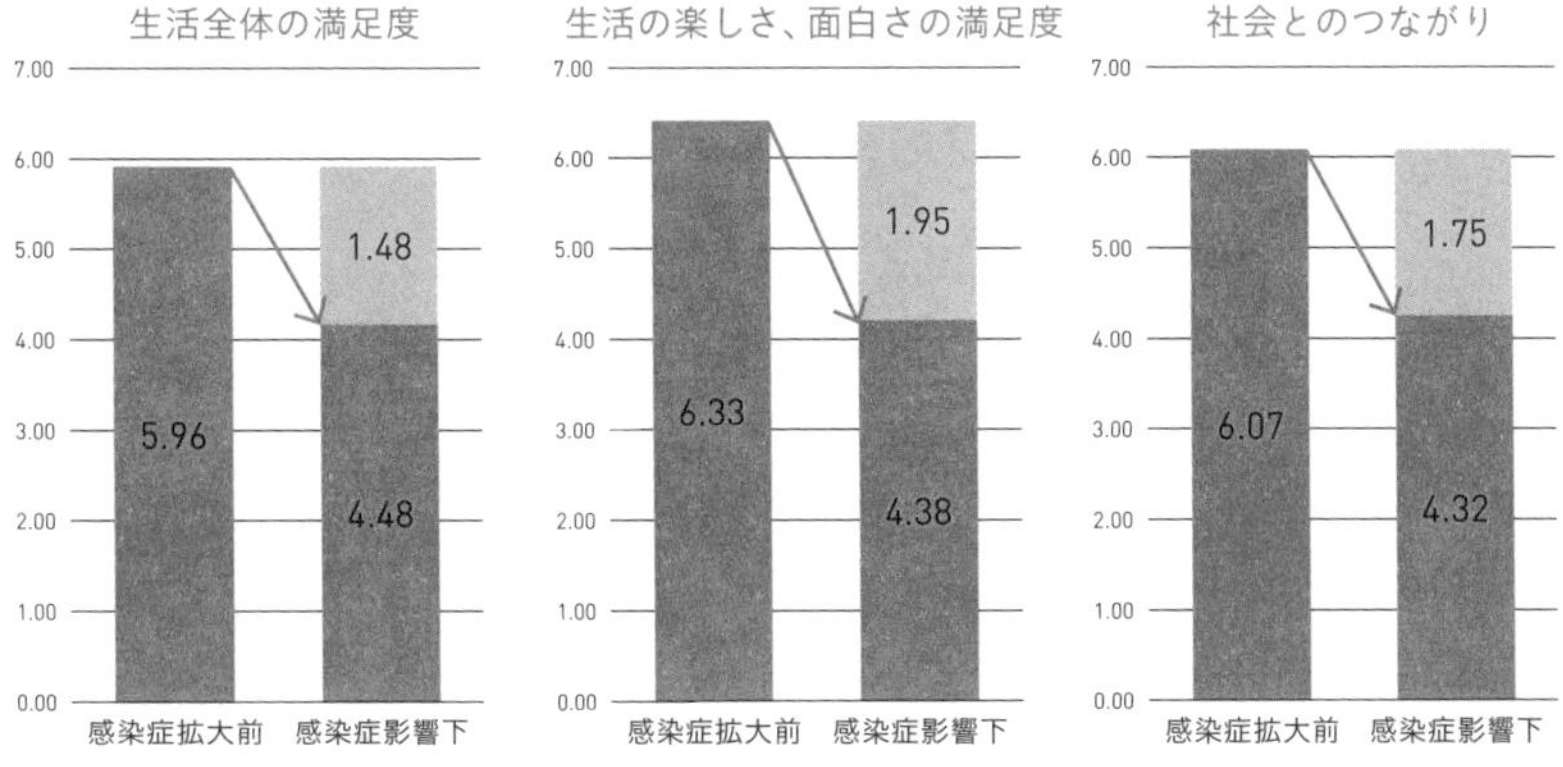

令和2年6月21日　内閣府 発表

自分にとってなにが幸せなのか

この本は、2017年1月に刊行した『2800人を看取った医師が教える人生の意味が見つかるノート』を大幅に加筆・再編集したものです。

それから4年以上の月日がたちましたが、「人生の意味」について考えることの重要性は、さらに増しているように感じます。

コロナ禍もさることながら、今後、日本では少子高齢化がますます進み、医療者や病院、病床の不足が深刻化すると考えられます。

生きることに困難を感じる場面も増えるかもしれません。

そうした中で、私たちがより良く生きていくためには、たとえどんな状況にあっても、自分を笑顔にしてくれるもの、自分を支えてくれるもの、つまり「自分にとって本当に大切なもの」に気づく必要があります。

そして、人生の意味を考えることは、自分にとって本当に大切なものに気づくことであり、自分にとって本当に大切なものこそが、私たちの人生に意味を与えてくれるのだと、私は思います。

ただ、元気に生きているとき、私たちはなかなか、その大切なものに気づくことができません。

人生の終わりが近づいてきたとき、初めて、それが何であるかを知ることも多いのです。

ですから、これからの人生を、少しでも悔いなく生きるために。

より良く生きるために。

ここであらためて、みなさんにおききします。
もしあなたの人生があと1年しかないとしたら。
あなたは何をしますか？
あなたはどう生きますか？

CONTENTS

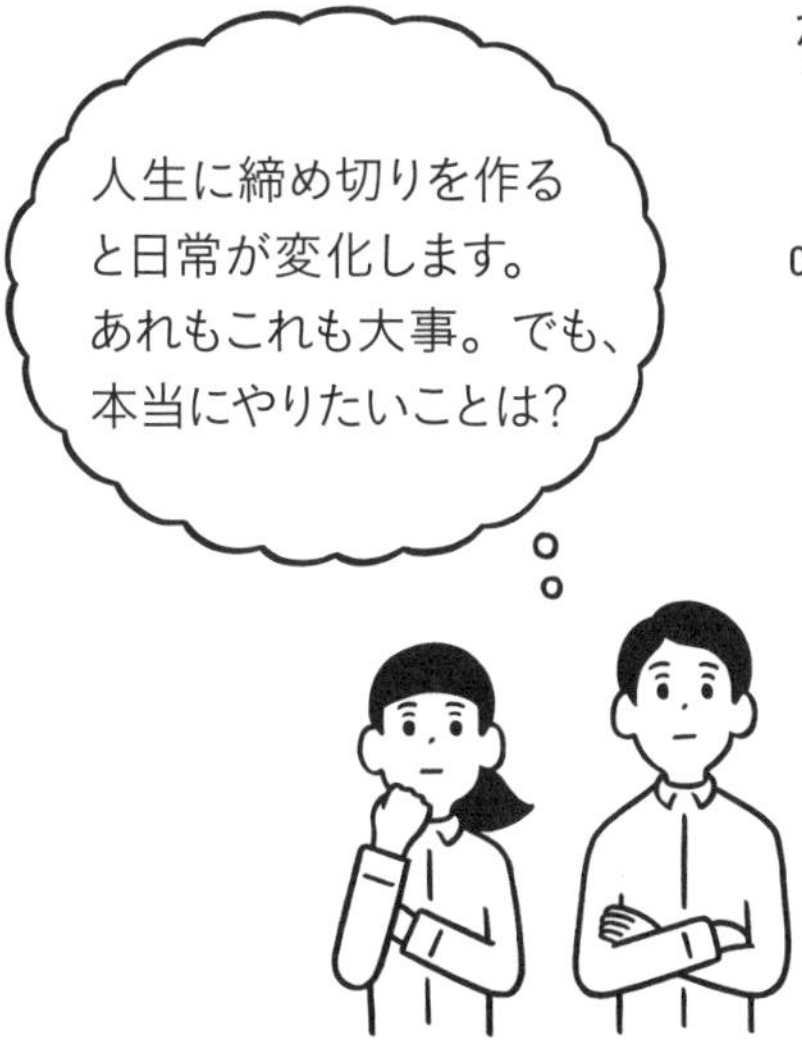
人生に締め切りを作ると日常が変化します。
あれもこれも大事。でも、本当にやりたいことは？

CHAPTER 2

人間関係と家族について

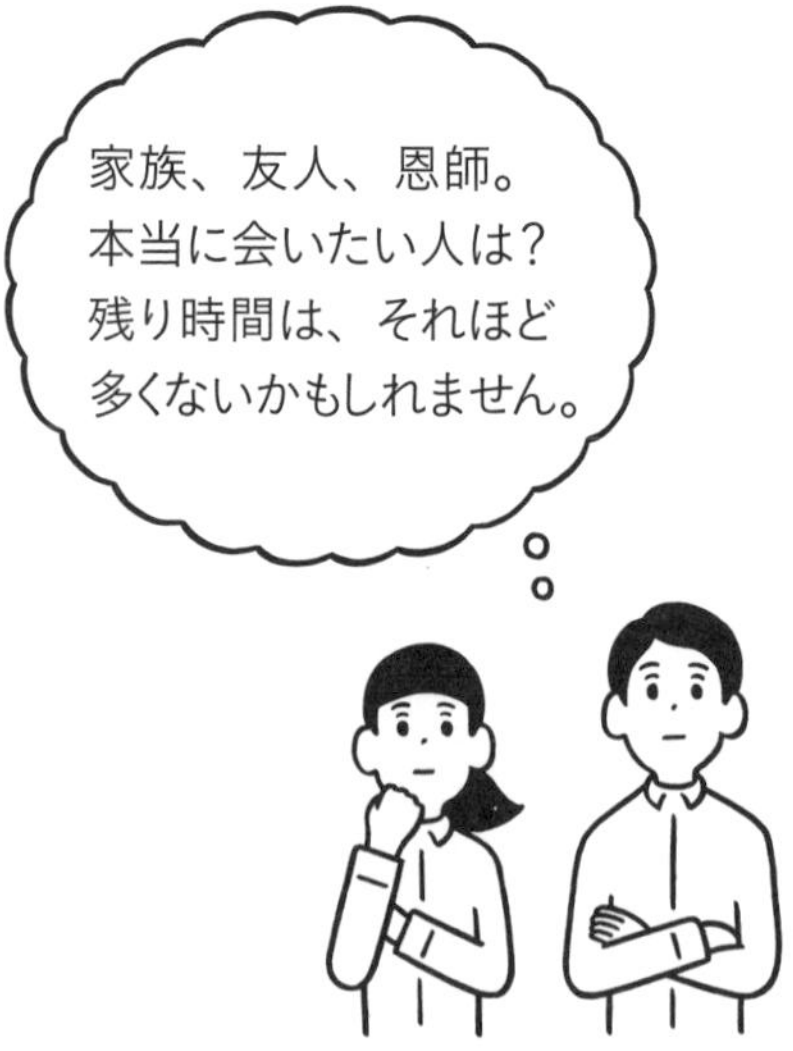

家族、友人、恩師。
本当に会いたい人は？
残り時間は、それほど
多くないかもしれません。

CHAPTER 3

仕事や夢、目標について

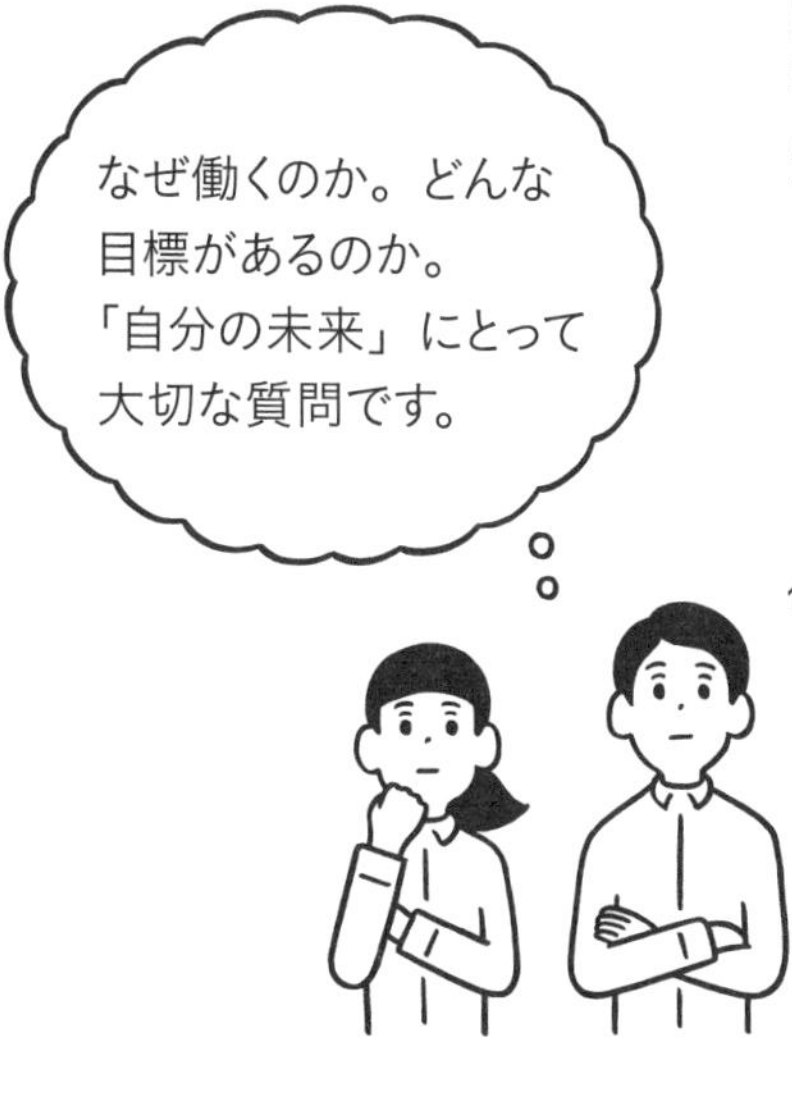

なぜ働くのか。どんな
目標があるのか。
「自分の未来」にとって
大切な質問です。

CHAPTER 4

人生をもっと楽しむために

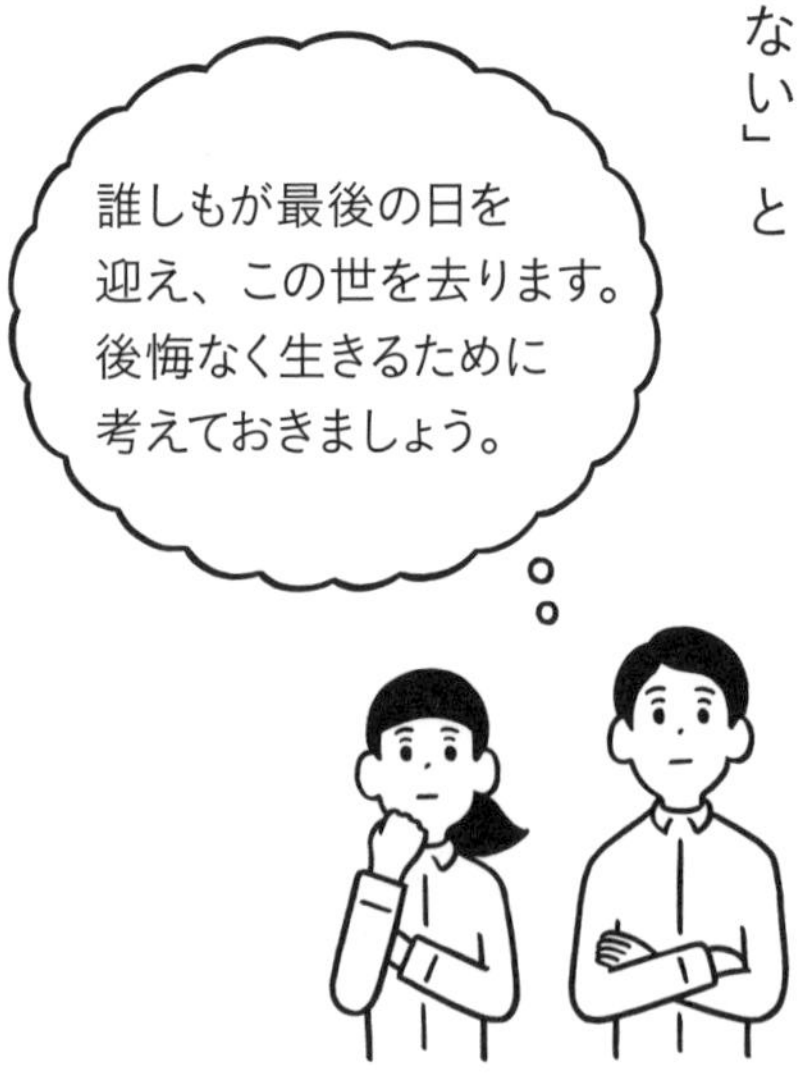
誰しもが最後の日を
迎え、この世を去ります。
後悔なく生きるために
考えておきましょう。

CHAPTER 1

もしあと1年で人生が終わるとしたら?

01

自分の人生に意味があったと思いますか？

「もしあと1年で人生が終わるとしたら？」

そう自分に問いかけたとき、もしかしたら、次のような思いが心に浮かんでしまう人がいるかもしれません。


「自分にはこれまで、『成し遂げた』と胸を張っていえることがない」

「社会の役に立つどころか、たくさんの人に迷惑をかけてきた」

「自分の人生に、意味はあったのだろうか」


しかし私は、自信を持って言えます。

「誰の、どのような人生にも、必ず意味がある」「人はただ、この世に存在しているだけで価値がある」と。

「そんなのはきれいごとだ」と思われるかもしれませんが、これは、私が今まで、自分の人生や仕事を通して、強く実感したことです。

人生の最終段階の医療に携わっているとさまざまな患者さんに出会います。

病気による痛み、死の不安や恐怖にさいなまれている方。

病気が進行して身体が思うように動かなくなり、「こんな自分には、生きている価値がない」とおっしゃる方。

「自分の人生には何もいいことがなかったし、大したこともできなかった。こんな人生には意味がない」とおっしゃる方。

それぞれ、大変な苦しみを抱えていらっしゃいます。


ところが、人生最後のときが近づくにつれて、多くの方が穏やかに、幸せに日々を過ごされるようになります。

痛みを緩和するケアを受けながら、時間をかけて丁寧に自分の人生を振り返り、人生の意味を考えるうちに、「自分の人生にも幸せなこと、誇れること、大切だと思えること、学べたことが確かにあった」「自分なりに頑張って生きてきた」と思うようになるからです。

人生の意味を見つけようとすること。

それは、間もなくこの世を去ろうとしている人にとって、本当の幸せを知り、心の穏やかさを手に入れるために必要なのです。

◆◆◆

そしてもちろん、いま健康に生きている人にとっても、人生の意味や、自分が存在している意味を知ることは、とても大事です。

それらを知ることで、「自分はここに存在していてよいのだ」と心から思えるようになり、前を向いて生きていくことができるようになるからです。


ただ、人生の意味を見つけるのは、そう簡単ではありません。

その理由は、私たちが人生の意味を「自分のしたことが、誰か（あるいは社会）の役に立っているかどうか」と結びつけてしまいやすい点にあります。

「自分のしたことが誰かの役に立っている」と思えるのは、もちろん素晴しいことです。

そのような人は、おそらく多くの人から「あなたがいてくれてよかった」と言われるでしょうし、「誰かの役に立っている」と実感できれば、「自分の人生や存在には意味がある」と思うことができるでしょう。

しかし、誰かの役に立つことだけを「意味のあること」ととらえる考え方には限界があります。

その理屈でいくと「自分は誰の役にも立っていない」と思った瞬間、自分の人生の意味や自分が存在している意味を見失ってしまうからです。

◆ ◆ ◆

私には「自分は無力である」という思いに苦しんだ時期がありました。

患者さんの中には、穏やかに亡くなられた方がいる一方で、「死にたい」と言い続け、心を閉ざしたまま亡くなられた方もいます。

また、「私は死なないですよね。死なないと言ってください」という患者さんの必死の訴えに、何も言えなかったこともありました。

私はずっと、「誰かの支えになりたい」と思って仕事をしてきましたし、もしかしたら心のどこかで、「自分には、患者さんの苦しみを解決できる力がある」と考えていたかもしれません。

けれども、実際には、むしろ「何の役にも立たない」と思い知らされることのほうが多かったのです。

人の役に立つ仕事をしたくて医師になったにもかかわらず、患者さんの病気を治すこともできず、苦しみを和らげることもできない。

そんな自分の無力さに苦しみ、「自分が存在している意味はあるのだろうか」と悩み、患者さんの前から逃げ出したいと思ったこともありました。

ところが、さんざん悩み、苦しみぬいた末に「自分も生身の、弱い人間にすぎない」という、当たり前の事実を認めたとき、ようやくわかったことがあります。

それは「実は私の方が支えを必要としており、家族、仲間、友人、先に亡くなった父、関わりお見送りした患者さん、そして、こんな私でも『ここにいてよい』と赦してくださる神さまの存在に支えられている」「たとえ無力でも、患者さんのそばに存在し続けることが大切ではないか」ということでした。

何もできない自分でも、これでよいと認めてくれる誰かとの、たしかなつながりがあれば、患者さんのそばにいることができるし、何もできない自分だからこそ、患者さんのそばで、患者さんの苦しみを共に味わうことができるのかもしれない。

そして、患者さんのそばにいさせていただくことこそが、無力な自分の心の支えになる。

そう考えるようになったのです。

患者さんの中には「身体が動かず、何もできない自分には価値がない」「生きていたって意味がない」とおっしゃる方もいますが、そんな患者さんたちに支えられて、私はなんとかこの仕事を続けることができたのです。

◆　◆　◆

この世に生きているすべての人に、必ず、何らかのミッションがあり、人はただ生きているだけで、ミッションを果たしています。

ミッションは、他人と比較して「価値がある」「価値がない」などと評価するものではありません。

誰の目にも明らかな、わかりやすいものもあれば、わかりにくいものもありますが、いずれにせよ、誰のどんなミッションも、その人にしかできない「何か」なのです。

身体が動かなくても、仕事ができない状態にあっても、人は存在するだけで、必ず誰かの支えになっています。

命は、役に立つから価値があるのではありません。

「人は存在するだけで、すでに価値を持っている」ということを、私はたくさんの患者さんたちから教えていただきました。

社会の中で元気に働いているうちは、私たちはわかりやすいミッション、わかりやすい価値や意味ばかりに目を向けがちですが、多くの人は、「人生の終わり」という大きな苦しみが近づいてくると、価値観ががらりと変わり、それまでわからなかった人生の意味や、自分が生きてきた理由、与えられたミッションに気づきます。


あなたが「自分の人生には意味がない」「自分には価値がない」と感じているなら、一度、「人生がもしあと1年で終わるとしたら？」と考え、過去を丁寧に振り返ってみてください。

もしかしたら、違う景色が見えてくるかもしれません。

たとえ今は見えてこなくても、あなたの人生、あなたの存在には必ず意味が、価値があります。

そのことだけはどうか、忘れないでください。

summary

人生の意味を探すだけで、人は幸せになれる

誰の、どのような人生にも必ず意味はあります。
あなただけの「生きる意味」を探すことで、
明日からの日々を強く、
幸せに生きられるようになります。

02

どうしても
やりたいことは
ありますか？

「人生がもしあと1年で終わるとしたら?」と自分に問いかけたとき、「限られた時間で何をしたいか」を考える人は多いでしょう。

残される人に迷惑がかからないように、きちんと身辺整理をしたい。
ずっと会えずにいた人と会いたい。
家族や大切な人との時間を大事にしたい。
行きたかった場所に旅行をしたい。
自分が生きていた証を残したい。

さまざまな「やりたいこと」が心に浮かぶはずです。

しかし、一方で、「何もやりたいことがない」という人もいます。
私がこれまで関わらせていただいた患者さんの中にも、「何もやりたいことはない」「早くお迎えがきてほしい」という方が、少なからずいらっしゃいました。

理由は、人ぞれぞれです。

「やりたいことはだいたいやってきたから、もう思い残すことはない」という方や、「もともと何事に対しても興味が薄く、物事に執着しない」という方。

あるいは、「仕事や家族のために、自分がやりたいことをずっと我慢してきたので、『何かをやりたい』という気持ち自体がなくなってしまった」という方もいらっしゃいました。

◆◆◆

この社会で、人はしばしば「やりたいことは何か」を尋ねられます。

子どものころは、大人たちから将来の夢を訊かれ、就職する際には、その会社で何をしたいかを訊かれ、定年を迎えると、第二の人生で何をしたいかを訊かれます。

そのため、私たちはいつの間にか、「やりたいことがあるのは当たり前のことだ」「夢や目標を持つべきだ」と思い込んでしまっています。

もちろん、「やりたいこと」、つまり夢や目標があるというのは、とても素晴らしいことです。

夢や目標があれば、生きる指針ができ、励みになるでしょう。

しかし、「やりたいことがあるのは当たり前のことだ」という価値観は、ときに人を苦しめます。

やりたいことがわからないとき、夢や目標が持てないとき、「自分はつまらない人間だ」「自分には価値がない」と思ってしまいがちだからです。

たとえ今、あなたにやりたいことが何もなかったとしても、どうか焦ったり、自分を責めたりしないでください。

あなたにはあなたの生き方があり、人生のペースがあります。

夢や目標を持っている人と比べる必要はないのです。

人生に、「こう生きるのが正しい」といった正解はありません。

ただ、「生きる指針がほしい」「そのためにも、やりたいことを見つけたい」とあなたが心から思うのであれば、「もしあと1年で人生が終わるとしたら？」と想像しつつ、過去を振り返ってみるのもいいかもしれません。

子どものころ、純粋に楽しかったことはないか、「こういうことをして生きていきたい」と思ったことはなかったか……。

「人生があと1年で終わる」と考えれば、それまでの価値観が崩れ、自分を縛っていた固定観念やしがらみから解き放たれ、見える景色が変わってきます。

もしかしたら、成長の過程で忘れたり、あきらめたり、我慢させられたりしたものの中に、あなたが本当にやりたいこと、大事にしたいことを発見できるかもしれません。

summary

やらずにする後悔より
やって後悔する方がいい

誰にとっても、今日という日は
人生の道半ばにすぎません。
どんな未来もこれから作ることができます。
ですが、やり残した後悔は、
人生の後半になればなるほど重たくなるもの。

些細なことから、長い時間をかけて叶える夢まで、
すべてやり切るというくらい我儘になってください。

03

今、
後悔していることは
ありますか？

自分の人生や、過去に下した決断を振り返り、「もし別の道を選んでいたら、人生は違っていたのではないだろうか」と考えたり、「あのときの決断は本当に正しかったんだろうか」と考えたり……。

「後悔」というのは、とても嫌な感情です。

何らかの選択を迫られたとき、わざわざ悪いほうを選ぶ人はいません。ほとんどの人は、常に「より良い」と思ったほうを選んでいるはずです。また、悔やんだからといって現実が変わるわけではありませんし、そもそも、頭の中で勝手に想像した未来（もし、ほかの道を選んでいたら、どうなっていたか）と現実とを比べること自体、ナンセンスです。

それでも、人はしばしば、後悔の念を抱きます。

AとBという選択肢からAを選んだときには、Aの悪いところ、Bのいいところが気になり、Bを選んだときには、Aのいいところ、Bの悪いところが気になるのです。

「あと1年で人生が終わるとしたら?」と考えたとき、それまでの人生における さまざまな後悔が、一気に押し寄せてくる人もいるでしょう。

実際、患者さんの中にも、死を前にして、「あのとき、別の道を選べばよかった」「あのとき、喧嘩なんかしなければよかった」といった後悔に襲われる人が少なくありません。

そんな「後悔」という感情と、私たちはどうつきあっていけばいいのでしょう。

◆
◆
◆

まず一つ言えるのは、「人が後悔するのは当然である」ということです。

どんなに賢い人、判断力のある人、強い人でも、まったく後悔せずに生きることは不可能なのです。

また、「仕方がなかったんだ」と無理矢理自分に言い聞かせても、周りの人たちからどんなに慰《なぐさ》められても、後悔は消えません。

私たちは、「自分が後悔している」という事実を認め、受け入れていくしかないのです。

ただ、後悔をやわらげることはできます。

その一つの方法は、同じようなことに苦しんだり落ち込んだりしている人と、気持ちを分かち合うことです。

それを「傷の舐《な》め合い」という人もいるかもしれませんが、私は、傷の舐め合いは、決して悪いことだとは思いません。

同じような境遇の人と気持ちを分かち合い、「自分は一人ではない」「同じ苦しみを抱えている人がほかにもいる」「自分の苦しみを一緒に味わってくれる人がいる」と思えるだけで、苦しみや悲しみは、かなり軽減されるはずです。

後悔する気持ちを認め、誰かと分かち合うことができたら、その後悔から何を学べるかを考えてみましょう。

どんなにネガティブに見える出来事にも、プラスの面、そこから学べることと、今後の人生のヒントになることが必ずあります。

それを見つけ出すのです。

自分一人では難しいようであれば、自分が抱えている後悔について、信頼できる誰かに話してみるのもいいかもしれません。

会話を通して、新しい何かが見えてくることもあるからです。

そして、何らかの学びが得られた場合、可能であれば、他の人に伝えてみましょう。

あなたが後悔の中から発見した教訓は、今後、誰かを助けるかもしれません。

もちろん、学びが得られたからといって、後悔の念と天秤にかけたとき、簡単にプラマイゼロにはなるとはかぎりません。

しかし、やはり苦しみや悲しみは、ある程度軽減されるのではないでしょうか。

◆
◆
◆

もう一つお話ししておきたいのが、今後の人生において、できるだけ後悔を少なくするにはどうしたらいいか、ということです。

特に、誰かの人生や命に関わるような選択を迫られたとき、しかも、「どの選択肢にも、何らかのリスクやデメリットがある」という状況下で、一つだけを選ばなければならなかったとき、人は必ず後悔します。

具体的な例を挙げてお話ししましょう。

私は医師として、これまで何度となく、患者さんのご家族に選択をお願いしてきました。

たとえば、患者さんがご高齢で、ご本人による判断が難しい場合、代わりに、ご家族に治療方針や療養場所を決めていただくことがあります。

これは非常に難しい選択です。

その患者さんが肺炎を患っている場合、病院に入院して治療すれば、治すことができるかもしれません。

ただ、点滴の管を抜いてしまう危険性があるため、手足の自由を制限しなければならないこともあります。

逆に、自宅で療養することを選んだ場合には、病院のように手足の自由を奪われることはないでしょう。

しかし、肺炎が改善せずに亡くなるかもしれません。

このように、どちらを選んでも、かならずデメリットがあるため、決断した家族が、後々まで悔やむことがあるのです。

ですから、私は、患者さんのご家族に、何らかの重大な判断を下していただくときには、次の3つのポイントをお伝えしています。

①一人で決めないこと
②一回で決めないこと
③専門家の言いなりにならないこと

さらに、「過去を振り返り、患者さんが何を大切にし、何に誇りを持って生きてきたのか、ご家族みなさんで思い出してみてください。そうすれば、ご本人が何を望むかが見えてくるでしょう」ともお話ししています。

誰か一人だけが責任を持って決めると、どちらの道を選んでも、その人は必ず後悔することになります。

けれども、誰かに相談し、共に悩み、決めたことであれば、気持ちを分かち合うことができます。

そして、「何があろうと、生き続けることが大事だと口にしていた」「家族と一緒にいるときがもっとも幸せそうだった」など、患者さんがどんな信念や感情を持っていたかに思いを寄せ、患者さん本人に相談するような気持ちで考えれば、何を選ぶべきかが自然と見えてくるかもしれません。

医師の提示する選択肢や、それぞれのメリット・デメリットを正確に把握したうえで、本人の意思を推定し、家族としてその人に何をしてあげたいかを話し合う。

苦しい選択を迫られた場合でも、そのようにして判断を下すことができれば、一人で抱え込み、決断したときよりも、後悔は少なくなるのです。

◆◆◆

もちろんこれは、人生で直面する、そのほかのさまざまな悩みや選択にもあてはまります。

何かに悩んだり、判断に迷ったりしたときは、できるだけ一人で抱え込まず、心許せる誰かに相談し、話し合って決めるようにしましょう。

もし今、周りに相談できる相手がいなければ、「亡くなった人に相談する」という方法もあります。

実際、私は、困ったことがあると、しばしば20年以上前に腎臓がんで亡くなった父に「相談」しています。

「もし父だったら、こんなとき、どうするだろう」「もし父が生きていたら、私の悩みにどう答えてくれるだろう」と考えるのです。

そうすることで、「自分は一人ではない」と感じることができ、心の負担は軽くなりますし、思いもよらなかった答えが導き出されることもあります。

生きている人でも、亡くなった人でも、神さまや自然でもかまいません。

みなさんもぜひ、「迷ったときの相談相手」を探してみてください。

summary

悩みや苦しみは、一人で抱えない

悩んだり、判断に迷ったりしたときは、
一人で抱え込まず、
必ず誰かに相談するようにしましょう。
生きている人でも亡くなった人でも、
あるいは神さまや自然でもかまいません。
そうすることで、
「自分は一人ではない」と感じることができ、
後悔することは少なくなります。

04

これからの人生で何を大事にしたいと思いますか？

私たちは日々、さまざまな迷いを抱えながら生きています。

食事の献立をどうするか、目的地まで電車で行くかバスで行くか、といった日常のささいなことから、進路をどうするか、誰といつ結婚するか、家を買うかどうかといったことまで、人生は迷いと選択の繰り返しであるといってもいいかもしれません。

そして、ときには「自分がどう生きればいいかわからない」という気持ちになることもあります。

自分の考え方、仕事の仕方、人間関係のあり方などについて、ふと「このままでいいのだろうか」という疑問を抱いたものの、さまざまなしがらみがあって、なかなか変えることができなかったり、新しい道へ一歩踏み出す勇気が持てなかったり。

生きていれば、多くの人が、そのような経験をするはずです。

生き方に迷ったとき、何を基準にして決断を下すか。

その方法は、人によって異なるでしょう。

直感で決める人もいれば、とことん理詰めで考える人もいるでしょう。

自分では決めず、流れに身を任せる人もいれば、「10年後、どのような自分でいたいか」を考え、それに基づいて決断する人もいるかもしれません。

◆
◆
◆

なお、私は、生き方に迷ったとき、それこそ「もしあと1年で人生が終わるとしたら、どのように最後を迎えたいか」を考えるのも一つのやり方だと思っています。

「どう生きるか」だけにフォーカスをあてると、人はどうしても、いろいろなことを考えすぎてしまいます。

より多くのお金やより高い地位、名誉を手に入れることにこだわったり、世間体などを必要以上に気にしたり。

もちろん、それらを考慮に入れることも、生きていくうえで大事かもしれません。

しかし、目に見えるものだけを追い求めたり、さまざまなしがらみに縛られたりすることで、本来、決断にあたって重視するべき大事なことを、見落としてしまうおそれがあります。

その点、「あと1年で人生が終わるとしたら、どのように最後を迎えたいか」を考えると、今の自分にとって本当に必要なもの、自分が本当に望むことだけが、シンプルに浮かび上がってきます。

よく耳にする使い古されたフレーズですが、あの世には、お金も地位も名誉も持っていくことはできません。

間もなく命を終えようとしているときに、世間体を気にする必要もないでしょう。

そうした状況で、自分に幸せや安らぎを与えてくれるものは一体何なのか。

人生を振り返ったとき、自分はどのような感想を抱きたいか。

一人でこの世を去ってもいいのか、家族に囲まれてこの世を去りたいか。

自宅で最後を迎えたいか、病院で死にたいか。


「家族に囲まれて、自宅で死にたい」と思う人と、「一人で、病院で死んでもいい」という人とでは、大事にするべきものが変わってくるでしょう。

この世を去るときに「やりたいことをやって満足した」「波瀾万丈で面白い人生だった」と思いたいか、堅実に生きたことを誇りに思いたいかによって、生き方は変わってきますし、「周りの人の愛情に包まれて死にたい」と思えば、自分自身も周りの人を大切にして生きていこうと考えるはずです。


このように、「あと1年で人生が終わるとしたら」と想像し、「どのように最後を迎えたいか」を真剣に考えれば、必ず「どう生きたいか」「どう生きるべきか」が見えてきます。

生き方に迷いが生じたときには、ぜひ試してみてください。

summary

人生の終わりを考えたとき、「どう生きるか」が見えてくる

「自分がどう生きたいか」がわからなくなったときには、「どのように最後を迎えたいか」を考えてみましょう。

人生最後のときが近づいてくると、余計なものがそぎ落とされ、自分にとって本当に必要なもの、自分が本当に望むことが、シンプルに浮かび上がってきます。

コラム　人生の最後の日はどのようにやってくるか

最後の瞬間はどのように訪れるのか。

そのことについて、お話ししたいと思います。

人の最期の瞬間とは、草花がゆっくりと枯れて、最後は土に還っていくようにとても静かなものです。

穏やかな死の瞬間はおおむね、次のような形で訪れます。

まず、歩ける距離が徐々に短くなり、布団で過ごす時間が長くなります。

次に、食事量が減っていき、昼間でも寝ている時間のほうが長くなっていきます。

そして死が間近に迫ってくると、呼吸が浅くなって回数も減り、意識のない状態が長く続いたのちに、ひっそりと息を引き取ります。

ドラマや映画などでは、よく亡くなる人が死の間際まで意識を保ち、話をしていますが、そのようなケースはほとんどありません。

これは以前、ある末期がんの患者さんの看取りに関わったときのお話です。

その患者さんは、一か月前には、食事は家族と同じ量を召し上がっていて、車を運転して会社に行くことができていたそうです。

しかし、私がはじめてご自宅にうかがったときには、患者さんは歩くことができなくなっていて、食事もほぼ水分だけとなっていました。

こうした身体の状態から、私は残された時間が少ないと判断し、ご家族に「早ければ1〜2週間以内にお迎えがくると思います。もう少し時間が経てば会話もままならなくなりますから、伝えたいことは、今のうちに伝えてあげてください」とお話ししました。

そして、その患者さんは8日後、眠るように静かに息を引き取りました。

人それぞれ個性が違うように、亡くなり方も一人ひとり異なります。

全員が穏やかな死を迎えられるわけではなく、残念ながら、不慮の死を遂げられる方もいます。

しかし多くの場合は、肉体が死に向けて、きちんと準備を整えてくれます。

眠るように赤ん坊に戻っていくのです。


本当に人の死とは静かで穏やかなものです。

最後を迎えられた方には、「いつもお疲れ様でした」と心から思います。


長い人生であろうと、短い人生であろうと、死は一つの区切りです。

誰もが、いろいろな人と関わりを持ち、一生懸命生きてきたのです。

良い人生だったかどうかは、第三者が判断できるものではありません。

その方の人生はご本人だけのものだと、私はいつも心から思います。

CHAPTER 2

人間関係と家族について

05

ひとりで頑張りすぎていませんか？

親として、子として、社会人として……。

人はみな、何らかの責任を負って生きています。

そして、大切なものがあればあるほど、「自分が、子どもをしっかり育てなければ」「自分が、家族を守らなければ」「自分が、この仕事をやり遂げなければ」といった具合に、責任を重く感じるものです。

この社会では、「責任感が強いこと」「人に迷惑をかけないこと」が美徳とされています。

そのため、「責任感が強い」と評価されることに喜びや誇りを感じている人も少なくないでしょう。

もちろん、与えられた責任をしっかり果たすのは、素晴らしいことです。

しかし、「責任を果たさなければ」「人に迷惑をかけられない」という気持ちが強すぎる人は、自分に対して必要以上に厳しくなる傾向があります。

何でもかんでも「自分で何とかしなければ」と考え、結果的に、身体や心に大きな負担をかけてしまったり、「人に頼んだり任せたりするより、自分でやった方が楽」と考え、時間的にも体力的にも、あるいは精神的にも、とてもこなしきれないほどのことを抱え込んでしまったり……。

みなさんの中にも、日ごろからなかなか人に任せることができず、一人で頑張りすぎて消耗したり、「できない自分」を責めたりしている人がいるのではないでしょうか?

◆ ◆ ◆

また、生きていれば、何らかの事情で、どうしても責任を果たせないこと、他人に迷惑をかけてしまうことが、必ずあります。

たとえば、怪我や病気で体が動かなくなったとき、人生の終わりが近づいてきたとき、自分の力でできることはどうしても限られてきますが、責任感が強い人は、そのようなときに、大きなショックを受けがちです。

自分のことよりも、周りの人たちのことが心配でたまらなくなり、「自分がいなかったら、家や会社はどうなってしまうんだろう?」といった不安にかられてしまうのです。

あるいは、「身体が思うように動かなくなり、周りの人や社会の役に立たなくなった自分には、価値がない」などと考えてしまいます。


看取りの現場にいると、人に任せることができないゆえに、苦しみを抱えてしまう患者さんやご家族にお会いすることが少なくありません。

体の自由が効かなくなっていても、「人に迷惑をかけたくない」「恥ずかしい思いをしたくない」といった気持ちから、這ってでも自力でトイレに行き、用を足そうとする患者さんもいれば、「自分の親だから、自分で世話をしなければ」「施設に預けたりしたら、周囲の人から非難されるのではないか」と、一人で介護を抱え込んでしまうご家族もいます。

やり残したこと、どうしてもできないこと、自分の手に余ることを、ほかの人や自然、運命などにゆだねる。

それは、責任感の強い人、「人に迷惑をかけてはいけない」という気持ちが強い人にとっては、大きな覚悟が必要です。

◆
◆
◆

以前、お見送りしたある女性の患者さんは、やはり責任感の強い方でした。元気なころは、専業主婦として二人の幼いお子さんを育てながら、PTAの役員なども積極的になさっていた彼女が、乳がんを患い、余命半年と宣告されたのは、40代半ばのことでした。

初めてお会いしたころ、彼女は常に自分を責め、苦しんでいました。

私がうかがうたびに、がんによるご自身の痛みや辛さを訴えるのではなく、「何もできなくなってしまい、周りの人に申し訳ない」「子どもたちの成長を

郵 便 は が き

切手を
お貼りください

105-0003

（受取人）
東京都港区西新橋2-23-1
3東洋海事ビル
（株）アスコム

もしあと1年で人生が
終わるとしたら?

読者　係

本書をお買いあげ頂き、誠にありがとうございました。お手数ですが、今後の出版の参考のため各項目にご記入のうえ、弊社までご返送ください。

お名前	男・女	才
ご住所　〒		
Tel	E-mail	
この本の満足度は何％ですか?		％
今後、著者や新刊に関する情報、新企画へのアンケート、セミナーのご案内などを郵送または E-mail にて送付させていただいてもよろしいでしょうか?　□はい　□いいえ		

返送いただいた方の中から**抽選で5名**の方に
図書カード5000円分をプレゼントさせていただきます。

当選の発表はプレゼント商品の発送をもって代えさせていただきます。
※ご記入いただいた個人情報はプレゼントの発送以外に利用することはありません。
※本書へのご意見・ご感想 およびその要旨に関しては、本書の広告などに文面を掲載させていただく場合がございます。

●本書へのご意見・ご感想をお聞かせください。

ご 協 力 あ り が と う ご ざ い ま し た 。

見守れない自分が情けないし、ふがいない」とおっしゃるのです。

私は、責任感の強さや、子どもたちへの愛情からくる、そんなお母さんの言葉を、ただただ聴き続けました。


しかし、それから三カ月ほど経ったころ、彼女の気持ちに変化が訪れました。「自分がこの世を去る日が近づいている」ということを、少しずつ受け入れ始めたのでしょう。「この世で子どもたちの成長を見守るのは、夫にゆだねることにしました」「私はあの世で、家族を見守ることにします」とおっしゃるようになったのです。

それと同時に、かつては苦悩に満ちていた彼女の顔には、穏やかな笑顔が浮かぶようになりました。

◆　◆　◆

「苦しみは、一人でがんばらなければいけないと思い込んでいた。

私の目に映る景色はモノクロだった。

でも、ある日、ほんの少しの〝勇気という一歩〟を踏み出すことで、あたたかな手を差しのべてくれる人たちがこんなにもたくさんいることに気がついた。

その瞬間、わたしの目に映る景色に色がついた」


これは、3年ほど前に私が関わらせていただいたNａｎａさんという女性の患者さんが書いてくれた、『病がくれた勇気／カラー』という詩の一部です。

Ｎａｎａさんは末期のがんで、私たちと出会ったころは、水を飲んでもすぐに吐いてしまうような状態でした。

いくつかの対処により、食事をとれるようにはなったものの、彼女の気持ちは重たいままで、「早くこの世から消え去りたい」「私には何も残すものはない」と口にすることもありました。


そんなＮａｎａさんが、「この病気になって気づいたことで、同じ病気で闘っている誰かのために、何かしらメッセージを残すことはできないでしょうか？　Ｎａｎａさんの体験は、きっとほかの誰かの役に立てると思うので」という私の提案に応えて書いてくれたのが、先ほどの詩です。

あたたかな手をさしのべてくれる人たちがいること、「できない自分」の存在を認めてくれる人たちがいることに気づき、さまざまな気持ちの重荷を下ろすことができたのでしょう。

それからしばらく、Ｎａｎａさんは本当に穏やかな時間を過ごしておられました。

◆　◆　◆

今まで、「一人でやらなければ」と思ってきた人に、いきなり「人に任せましょう」と言っても、そう簡単に変わることはできません。

基本的には、限界を迎えるまで頑張った末に「これ以上、一人で抱えるのは無理だ」と心から思ったとき、人は初めて、人にゆだねることができるようになると、私は思っています。

ただ、日ごろから「自分がいなければ」「自分がやらなければ」という思いに苦しんでいる人は、一度、「もしあと1年で人生が終わるとしたら？」と考えてみてください。

最初はやはり、「残された家族は大丈夫だろうか」「同僚に迷惑をかけないように、最後まできちんと仕事をしなければ」など、周りのことが心配になってしまうでしょう。

しかし、考えを深め、整理していくうちに、ふだん「自分でやらなければ」と思っていることの中に、実は人にゆだねられるものがたくさんあることがわかるかもしれません。

summary

やり残した後悔は、人にゆだねることで消えていく

人は「やるべきこと」ができない自分を責めてしまいがちです。
「自分がやらなければ」という思いに苦しんでいる人は、
「もしあと1年で人生が終わるとしたら？」と考えてみましょう。
それが、本当にやらなければならないことか、わかるはずです。

06

「自分らしさ」は見つかりましたか？

「今まで、人の目ばかり気にしてきた」

「遠慮や我慢ばかりしてきた」

「もしあと1年で人生が終わるなら、もっと自分らしく生きたい」


そんな人はいませんか?


その気持ちはとてもよくわかります。

私が関わらせていただいた患者さんの中にも、死を前にして、

「親や夫、姑などに遠慮して、まったく自分らしく生きてこられなかった」

「いい人だと思われようとして、ずっと演技をしていた」


といった後悔を口にされた方が何人かいらっしゃいました。

そのような患者さんに会うと、いつも思うのが、「子どものころの話を、

ていねいにうかがいたい」ということです。

人の目を気にしたり、遠慮や我慢をしてしまったりする人には、たいてい、「自己主張をすると、親や先生から叱られた」「常に、周りと同じであること、いい子であることを求められてきた」など、そうしなければ生きてこられなかった、何らかの理由があるからです。

そうした根っこの部分と向き合わずに、行動や考え方だけを変えようとしても、なかなかうまくいかないでしょう。

◆　◆　◆

そもそも、「自分らしさ」とは何でしょう。

私たちはよく、「自分らしい」「自分らしく生きる」という言葉を口にします。

しかし、本当の「自分らしさ」とは何か、はっきりと表現できる人は、あまりいないのではないでしょうか。

まず、人は一人では生きていけません。関係性や環境の中で生きていくものであり、人の存在は他者によって与えられます。

そのため、誰でも、そのとき接している相手によって、見せる顔が違ってくるのではないかと思います。

家族の前と他人の前、会社の上司の前と気の置けない友人の前では、別人のように変わるという人もいるでしょう。

そのような場合、人は「家族や友人と一緒にいるときの自分こそ、より自分らしい」と思ってしまいがちです。

でも私は、「家族や友人の前でリラックスしているとき」も「他人や上司の前で緊張したり取り繕《つくろ》ったりしているとき」も、どちらもその人自身であり、その人らしさではないかと思うのです。

あるいは、気分がいいときと悪いとき、得意なことをやっているときと苦手なことをやっているときでは、「性格が変わってしまう」という人もいるでしょう。

この場合も、人は「気分がいいとき、得意なことをやっているときの自分こそ、より自分らしい」と思ってしまいがちですが、私はやはり、どちらもその人自身であり、その人らしさではないかと思います。

自分らしく生きるというのは、常にリラックスして気分のいい状態でいること、自己主張を通すこと、わがままに生きることと、必ずしもイコールではありません。

緊張してのびのびとふるまえなかったり、気分が悪くて辛い思いをしていたり、遠慮や我慢をしていたり、といった瞬間も、人は、実はその人らしく生きているのです。

◆　◆　◆

もしかしたら、「自分らしく生きたい」という言葉の多くは、単に「今までの自分が好きではない」「今までの生き方を否定したい」という気持ちから生まれているのかもしれません。

今までの自分は、自分が「こうありたい」と願う自分とは違う。

その思いが、「自分らしく生きてこられなかった」「これからは自分らしく生きたい」という言葉になって、現れてしまうわけです。

気持ちはとてもよくわかりますが、それはそれで、一生懸命生きてきた「今までの自分」が、ちょっとかわいそうな気もします。

また、責任感が強い人にとって「人に任せる」ことが難しいように、人の目を気にする人、つい遠慮や我慢をしてしまう人、「いい人でいたい」と思って生きてきた人にとって、「人の目を気にしない」「遠慮や我慢をしない」「いい人でいられなくなる」というのは、逆に大きな苦しみになるのではないかと、私は思います。

それよりも、ある程度の範囲内であれば、「人の目を気にしてしまう」「遠慮や我慢をしてしまう」「いい人を演じてしまう」のも自分らしさであると考え、受け入れてしまったほうが良いのではないでしょうか。

◆　◆　◆

ただ、何事もバランスは大事です。

人の目を気にしすぎて精神的に疲れ果ててしまったり、遠慮や我慢をしすぎて、自分がやりたいことを完全におさえつけてしまったり……といった状態は、決して健康的ではありません。

もしあなたが、そのような状態に陥っており、「もう少し楽に生きたい」と思っているなら、いきなり生き方を変えるのではなく、日常の小さな選択の仕方を変え、少しずつ「自分のための時間」を増やしていくといいかもしれません。

私たちは日々、「朝食に何を食べるか」「どの電車に乗るか」といった小さなことから、「どこに就職するか」「誰と結婚するか」といった大きなことまで、さまざまな選択を繰り返して生きています。

その選択の集合体が、その人らしさであり、その人の人生であるともいえます。

まずは、「一人の食事のときに何を食べるか」「一人の時間のときに何をするか」「どんな本を読むか」など、ほかの人が関わらないことについて、できるだけ「今、自分がどうしたいか」を意識して選んでみましょう。

「今、自分が何をしたいか」を意識して、行動の選択をする。

それを繰り返していくうちに、自分が何を望んでいるかが明確になり、自分の欲求をきちんと満たすこと、自分のための時間を増やすことが楽しくなってくるはずです。

一度、自分を解放する喜びを知り、意識が変われば、もしかしたら、家族や友人、職場の同僚などにも、自分の意思を伝えられるようになるかもしれません。

summary

「遠慮しすぎ」も「我慢のしすぎ」もやめる

「自分らしさ」とは、決して
「いいときの自分」「好きな自分」
のことではありません。
「嫌いな自分」も含めたすべてが
「自分らしさ」なのです。
ただ、遠慮や我慢をしすぎて、
苦しさを感じている人は、
自分のための時間を少しずつ増やしていきましょう。

07

家族、友人との時間は十分にとれていますか？

「もっと家族との時間を大事にすればよかった」

これは、人生の最終段階に関わらせていただく中で、よく耳にする言葉です。

元気なときはとにかく仕事が楽しくて、バリバリ働いていたけれど、あまりにも忙しくて、家族を顧みることができなかった。

休日でも、出張や接待ゴルフなどが入ることが多く、あまり家族との時間を持つことができなかった。

特に、高度成長期のころに働き盛りだった男性の患者さんから、しばしばこうした話を聞きます。

「家族のために一生懸命働き、日本経済の発展を支えてきた」というのも、一つの立派な人生の形だと、私は思います。

ただ、第一線を退き、年齢を重ねて体の自由がきかなくなったり、人生最後のときが近づいてきたりすると、それまでの価値観が崩れ、自分がやってきたことに、ふとむなしさを覚えたり、自分にとって本当に大事なものが見えてきたりします。

そして、「お金や地位や名誉は、あの世にはもっていけない」「病気になり、働けなくなった自分を最後まで近くで支えてくれるのは家族だった」「家族がいたからこそ頑張って生きてこられた」と気づき、後悔される方が少なくないのです。

◆

◆

◆

ところで、みなさんの中にも、「もしあと1年で人生が終わるとしたら?」という問いに対し、「これからは家族やパートナーとの時間を大事にしたい」「大事な友人たちと楽しく過ごしたい」と思った人もいるでしょう。

もし、家族や友人との時間を大事にしたいと思ったなら、ぜひ今日から、それをしっかりと意識して、生活するようにしてください。

意識が変われば行動が変わり、時間の使い方が変わってくるのではないかと思います。

たとえば、親御さんと離れて暮らしており、ふだんは忙しくてなかなか実家に帰ることができず、年に1回、お正月の帰省のときにしか会っていないという人は、少なくないのではないでしょうか。

でも、もしあと1年で人生が終わるとしたら、親御さんと会って話ができるのは、たったの1回、ほんの数時間ということになってしまいます。

いかがでしょう?

もっと一緒の時間を過ごしたいと思いませんか?

すでにお話ししたように、人生には後悔がつきものです。

人生の時間は限られており、私たちはすべてを手に入れることはできません。

いくつかの選択肢の中から、常に何かを選ばなければならず、どれほど考えて、より良いと思えるほうを選んだとしても、「あのとき、ほかの道を選んでいたら、どうだっただろうか」といった思いは残ります。

命の終わりを考えたとき、あるいは苦しいときに「大事にしたい」と思ったものこそが、あなたにとって、心の支えとなるものです。

今、「自分が本当に大事にするべきもの」に気づくことができたのは、とてもラッキーだといえるでしょう。

summary

あと何回、大切な人と会えるか

いつか大切な人とも別れる日が来ます。
しかし、生きている間に
時間を積み重ねておくことで
仮に残された側になったとしても
「心はつながっている」と
安心することができます。
かけがえのないつながりに
感謝して暮らしたいものです。

08

孤独を抱えていませんか？

孤独を感じる瞬間は、突然やってきます。

仕事から疲れて一人暮らしの部屋に帰ってきて、誰もいない部屋の明かりをつけるとき。

仲のいい友人たちと楽しい時間を過ごした後。

たとえどんなに大勢の人に囲まれていても、「自分の気持ちは誰にもわかってもらえない」と、孤独を感じてしまうことも、あるかもしれません。

ふだんはそれなりに楽しく生きている独身の方が、人生の最後を想像したとき、ふと「家族もパートナーもなく、一人でこの世を去ることになるのか」と寂しさを感じることもあるでしょう。

愛する家族に見守られてこの世を去ることができれば、たしかに幸せかもしれませんが、看取りの現場で働いていると、お一人で人生の終わりを迎えられる方もたくさんいらっしゃいます。

特に近年、独身のまま一生を終える人はどんどん増えています。国勢調査によると、1990年に男性5・6％、女性4・3％だった日本人の生涯未婚率（50歳時の未婚割合）は、2000年に男性12・6％、女性5・8％、2010年に男性20・1％、女性10・6％、2015年には男性23・4％、女性14・1％となっています。

もちろん、私は、「誰もが家族やパートナーを探すべきである」などと言うつもりはありません。

生き方、考え方は人それぞれです。

「一人で気楽に生きていきたい」という人もいれば、「結婚し家族がほしかったけれど、ご縁がなかった」という人もいるでしょう。

また、たとえ家族やパートナーがいたとしても、わかりあえなかったり、相手に先立たれたりすれば、かえって孤独を感じることもあります。

独身でも、家族やパートナーがいても、人生のどこかで孤独を感じてしまう可能性は誰にでもあるのです。

◆　◆　◆

人にとって支えとなるのは、家族やパートナーだけではありません。

みなさんの中にも、「家族はいないけれど、心を許せる友人がいるから寂しくない」という人はいるでしょう。

ただ、やはりすべての人が、そのような友人と出会えるとは限りませんし、人生最後のときを、心許せる友人とともに過ごせるとも限りません。

2020年、新型コロナウイルス（COVID－19）が猛威をふるい、世界中の人々が「ステイホーム」を強いられました。

同居する家族以外と、容易に会ったり話したりすることができなくなり、孤独を感じた人は少なくないはずです。

また、新型コロナウイルスの感染拡大防止のため、家族でさえ、入院している患者さんに面会できなくなり、一人で亡くなられた方もたくさんいらっしゃいます。

今後も、コロナ禍と同じようなことが起こる可能性はゼロではありません。「孤独とどう向き合うか」は、あらゆる人にとって避けては通れない、非常に重要なテーマだと、私は思います。

◆　◆　◆

では、今あなたが、何らかの理由で孤独を感じているとしたら、どうすればいいのでしょう。

一つのやり方として考えられるのが、心の持ちようを変えることです。

ドイツの哲学者・ショーペンハウアーは、「孤独は優れた精神の持ち主の運命である」「人間は孤独であるかぎり、彼自身でありうる」と言っていますが、たとえば「一人だからこそ自由でいられる」「一人だからこそ自分らしく生きられる」といった具合に、一人でいること、孤独であることをポジティブにとらえるのです。

孤独を楽しむことができれば、これから先の人生に、たとえ辛い別れがあったとしても、きっと乗り越えていけるはずです。

ただ、こうした発想の転換ができるかどうかは、性格や価値観に大きく左右されます。

人それぞれ、性格や価値観は異なりますし、人生にはさまざまな出来事があります。

どうしても孤独を楽しむことができないという人、心を許せる相手ができないという人もいれば、家族やパートナー、大事な友人との別れがあり、いきなり孤独になってしまったという人もいるでしょう。

しかし、孤独を感じたとき、支えになるのは、生きている人間だけではありません。

亡くなった人やペット、ときには自然との心のつながりが、孤独を癒してくれることもあります。

私がこれまで出会った患者さんの中には、「先に亡くなったおじいさんにあの世で会えるから、死ぬことは全然怖くないんです」と笑顔で話す80代の女性の患者さんもいれば、「家族を持つことはなかったけれど、飼っていた犬のおかげで、寂しさを感じることなく生きてこられた」という患者さんもいました。

◆
◆
◆

また、ある50代の男性の患者さんは、元気なときは猛烈な仕事人間で、朝早く家を出て、バリバリ働き、夜は遅くに帰宅する、という毎日を繰り返していました。

ところが、検診で肺がんが見つかったことにより、生活が急変。

医師からは「すでにあちこちに転移があり、積極的な治療は難しい」「一年以上生きることは難しい」と告げられました。

当然のことながら、最初は信じられない気持ちでいっぱいでしたが、彼は悩み苦しんだ末、少しずつ「自分が病気であること」「残された時間が、それほど多くはないこと」を受け入れていきました。

すると、身の回りのものが、まったく違って見えるようになったそうです。

たとえば、病気が見つかる前、彼は毎朝、自宅から駅までの道を、脇目も振らず早足で歩いていました。

しかし、「もうすぐ自分はこの世を去るのだ」という思いを抱きながら、通い慣れた道を歩いているとき、今まで一度も心に留めたことのない、あるものに気づいたのです。

それは、道端に咲く小さな花でした。

アスファルトのわずかな片隅で、けなげに一生懸命咲いている花を見て、命というものの尊さを感じ、「なんて美しいんだろう」と思わずにはいられなかったといいます。

そして、花だけではなく、空の青さ、太陽の輝き、木々の緑の鮮やかさ、頬をなでる風の気持ち良さなど、すべてのものが愛しく感じられるようになったそうです。

彼は私たちに、次のように話してくれました。

「私は仕事が好きで、忙しく働いてきたし、充実した人生を送っていると思っていました。でもその反面、自分がこんなにも美しい自然に囲まれ、自然の恩恵を受けて生きているのだということを、すっかり忘れていました。病気にならなかったら、命の尊さにも、自分が生かされているということにも、ずっと気づかなかったかもしれません」

もし、大きな苦しみを抱えたり、どうしようもなく孤独を感じたりしたときは、ぜひ自然に目を向けてみてください。

山や海に出かけてもいいですし、「そんな余裕はない」という人は、窓の外に見える空を眺めたり、近所の公園の木々に触れたりするだけでもいいでしょう。

一度や二度では大きな変化はなくても、たとえば一週間、毎日自然を気に留めながら生活することで、自然とのつながりを感じ、人生の見え方が少しずつ変わってくるはずです。

自然の美しさや豊かさに触れることで、抱えていた悩みが小さく感じられるかもしれませんし、この世界に生きている喜びや価値を感じ、「自分は生かされている」「自分は生きていていいんだ」と思えるようになるかもしれません。

何らかの存在とつながっている、見守ってもらっていると感じられること。それこそが心の支えになり、孤独を癒してくれるのです。

summary

孤独は優れた精神の持ち主の運命である

これはドイツの哲学者、ショーペンハウアーが残した一説です。孤独や不安、おそれは「他人がどう思うか」に関係していると説いています。

この孤独という問題はとても難しいもの。簡単に答えがでるとは思いません。ですが、仮にひとりであったとしても この世界に生きている喜びや価値は感じられると私は信じています。

CHAPTER 3

仕事と夢、目標について

09

今までの仕事や働き方に満足していますか？

私は子どものころ、「医者にだけはなりたくない」と思っていました。人に注射針を刺すことに抵抗があったし、看護師の資格を持ち、私を医者にさせたがっていた母への反抗心もあったかもしれません。

そんな私の気持ちが変わるきっかけの一つとなったのは、高校生になり、「幸せとは何か」について真剣に考え始めたことでした。

さまざまな本を読み、自分なりに「どうしたら、人は幸せに生きられるのか」と思いを巡らせ、

「お金を手に入れたり、有名になったりすることによって、自分一人が幸せになるという『一人称の幸せ』には限界があるのではないか」

「自分がいることによって誰かが喜んでくれたときに、本当に幸せになれるのではないか」

との結論に至ったのです。

そのうえで、どのような仕事なら、本当の意味で幸せに生きられるのかをさらに考え、導き出した答えは、「人の命に関わることができれば、最も大きな喜びを得られるのではないか」というものでした。

そして私は、高校2年生の秋から、注射への抵抗感も母への反抗心も捨て、医師になるための勉強を必死で始めたのです。

あれから40年ほどの月日がたちますが、高校生のときに導き出した「本当の幸せとは何か」という問いに対する答えは、間違いではありませんでした。

私は今も、「一人称の幸せには限界がある」という思いを持ち続けています。

◆
◆
◆

これまで出会った患者さんの中にも、「一人称の幸せ」を卒業することで、本当の幸せや心の穏やかさを手に入れた方はたくさんいます。

たとえば、ある50代の男性。

彼は高校を卒業してすぐ銀行に入社し、一生懸命に働きました。

「銀行の利益を最優先し、お金を返せそうにない人には融資をしない」など、かなり厳しい仕事ぶりではありましたが、仕事の成績は常に優秀で、大学卒の同期よりも早く支店長になり、収入も増えたそうです。


ところが、50歳をすぎたある日、検診で肺がんが見つかりました。

治療を開始したものの、病気の勢いは強く、彼は悩んだ末、ホスピス病棟で生活をすることを決意。

命の終わりが迫る中、彼は初めてこれまでの人生をゆっくりと振り返り、「どんなに地位や名誉、お金を手に入れても、死んでしまったらまったく意味がない」と気づいたのです。


元気だったころ、その患者さんは、家族のことも顧みず仕事に打ち込み、「仕事ができない人間は、会社にとっていらない存在だ」と考えていたそうです。

けれども、

「人生において本当に大切なのは、家族からの愛情や同僚との友情、仕事相手との信頼など、目に見えないものなのだ」

「自分は今まで、家族や友人に支えられていたのだ」

と気づいてからは、周囲の人への感謝の言葉を頻繁に口にするようになりました。

また、お子さんには「どんなに収入が良くても、他人を不幸にする仕事には就かないでほしい」と望むようになり、銀行の仲間には、亡くなる間際まで、「人からも社会からも信用される銀行をつくってほしい」というメッセージを送り続けました。

ホスピス病棟で過ごすようになってから、徐々に患者さんの食事の量は減り、体力も衰えていきましたが、目の輝きはどんどん増していきました。

「私は嬉しいんです。大切なことに気づくことができ、それを家族や同僚に伝えることができるからです。今はこんな身体ですが、私はとても幸せです」

という彼の言葉を、私は今でもよく覚えています。

◆　◆　◆

それまでがむしゃらに働いてきた人が、病気やケガ、仕事上のアクシデントなどをきっかけに、「この仕事を続けていていいのだろうか」「自分の働き方は、本当に正しかったのだろうか」と思うことは少なくありません。

あるいは、「やりたい仕事ではないけれど、給料がもらえればいい」と思っていた人が、「もしあと1年で人生が終わるとしたら?」と考えたとき、自分のそれまでの仕事や働き方に疑問を持つこともあります。

元気なときや物事がうまくいっているとき、私たちはどうしても「一人称の幸せ」「目に見える幸せ」「わかりやすい幸せ」にとらわれがちです。「仕事で成功し、たくさんのお金を稼ぐこと」「人からチヤホヤされること」「おいしいものを食べて、いい家に住むこと」などを幸せだと考え、それらを追い求めてしまうのです。

しかし、そこで得られる幸せには限界があります。

一人称の幸せは、多くの人とわかち合うことはできませんし、お金でも地位でも名誉でも、何かを手に入れれば、必ず「失う恐怖」がつきまといます。

また、一人称の幸せは、他者との奪い合いになることが多く、常に他人と競争したり、人と比べて優越感に浸ったり落ち込んだりすることになるため、心に平和が訪れることはありません。

特に、体の自由がきかなくなったり、人生の終わりが近づいたりしたとき、一人称の幸せは、何の意味も持たなくなります。

お金も地位も名誉も、体が自由に動かせない苦しみをやわらげてはくれず、あの世に持っていくこともできないからです。

でも、一人称の幸せを卒業すれば、より大きく安定した幸せを感じることができるようになります。

人の幸せや人の喜びを、自分の幸せと感じることができれば、幸せな人、喜んでいる人の数だけ、どんどん自分の幸せの数が増えていくからです。

一人称の幸せのように、「自分の元から去ってしまうのではないか」という恐怖に襲われることも、人と奪い合うことも、人と比べて一喜一憂することもありません。

たとえ自分が苦しい状況にあっても、人を幸せにすることができれば、あるいは人の喜びを幸せと感じることができれば、それが心の支えになるでしょう。

「今の働き方でいいのだろうか」「この仕事を続けていていいのだろうか」という疑問が浮かんだときは、大きなチャンスです。

自分の仕事や働き方が誰かの喜びにつながっているか、ぜひ見直してみてください。

もし、誰かの喜びにつながっていると感じられれば、自信をもって、また新たな気持ちで、仕事に取り組むことができるでしょう。

現時点で、仕事を通して一人称の幸せしか得ていないことがわかった場合は、働き方や仕事の内容をどのように変えていけば、誰かの喜びにつなげることができるか、考えてみましょう。

summary

他者の幸福を望むと、心に「支え」と「希望」が生まれる

地位や名誉やお金など、目に見えるもので得られる「自分だけの幸せ」には限界があります。

誰かと競争し、他人と自分を比較しているうちは、心に平和が訪れることはありません。

しかし、他人の幸せを望むことができれば、心の穏やかさを得ることができます。

10

努力したことにむなしさを感じていませんか？

「もしあと1年で人生が終わるとしたら？」と考えたとき、みなさんの中には、「今まで努力してきたことが、全部ムダになってしまう」と思う人もいるかもしれません。

私たちはよく、「努力は必ず報われる」という言葉を口にしたり、耳にしたりします。

努力は必ず報われる。

たしかに素敵な言葉です。

「持って生まれた才能がすべてではない」「努力によって、夢や希望が実現できる可能性はいくらでも広がる」と思うことで、人はやる気を出し、前向きに生きられるようになります。

しかし、この言葉が、人に絶望を与えることもあります。

たとえば、努力しても、報われる可能性がなくなったとき。

将来どうしても就きたい仕事があり、そのために何年も勉強をしてきたのに、もしあと1年で人生が終わるとしたら……。

その人はやる気を失うだけでなく、「いつか努力が報われると思って、今まで頑張ってきたのに」「今まで、勉強に費やした時間は全部ムダだった」と、激しい後悔に襲われるかもしれません。

一生懸命に努力したにも関わらず、思うような結果が出せなかったときも同様です。

人はまったく努力しなかったとき以上に落ち込んだり、「こんなことなら、もっと遊んでおけばよかった」と、むなしい気持ちに襲われたりするでしょう。

◆　◆　◆

以前、私が出会った、ある女性の患者さんは、結婚してしばらくお子さんができず、何年も不妊治療に取り組まれたとのことでした。

大変な努力を重ねた結果、二人のお子さんに恵まれたのですが、お子さんがそれぞれ小学校と幼稚園に上がって間もないころ、自分が胆管がんに侵されていることがわかったのです。

医師たちはさまざまに手を尽くし、患者さんも辛い治療に頑張って耐えたものの、症状はどんどん悪化していきました。

ついに治療を続けることが難しくなり、最後のときを迎える準備を始めなければならなくなったとき、患者さんの心は、怒りと絶望でいっぱいになっていました。

彼女は毎日、

「どうして私が、こんな目に遭わなければならないの?」

「努力すれば必ず報われると思って、今まで頑張って生きてきたのに」

「こんなことになるなら、不妊治療も病気の治療もしなければよかった。そうすれば、あんな辛い思いをせずにすんだのに」

と口にし続け、私たちはその言葉に、ただただ耳を傾けました。

しかし、彼女の気持ちに、やがて少しずつ変化が起こり始めました。

私たちはいつも、「人生の中でもっとも思い出深い出来事は何ですか？」「大切な人に伝えておきたいことはありますか？」といった、いくつかの質問を通して、患者さんにご自分の人生を振り返っていただくお手伝いをしています。

これを「ディグニティセラピー」といいます。

質問に答えるためには、さまざまな記憶を掘り起こさなければならず、漠然と考えていてはまとまらない思考も、人に話したり文字にしたりすることで、次第に輪郭がはっきりとしていきます。

その過程で、ご自分が生きてきた意味に気づいたり、人生を肯定できるようになったりする方は少なくありません。

その患者さんも、ディグニティセラピーを通して、「子どもたちにどんなメッセージを残したいか」を考えるようになったのが、大きなきっかけになったのでしょう。

あるとき、

「病気がわかってからずっと、自分が何のために生まれてきたのか、子どもたちや家族の世話もできない自分に、生きている価値などあるのか、と考えてきました。でも最近になってようやく、自分が今まで頑張って生きてきたからこそ、子どもたちをこの世に送り出すことができたのだという、当たり前のことに気づきました」

「大変な治療に取り組んでこられたのは、子どもたちと少しでも長く一緒にいたかったからです。私が病気を乗り越えるために、できる限りの努力をしたということ、それが子どもたちへの愛の証だということを、子どもたちに伝えておきたい」

と、とても穏やかな笑顔で語ってくれました。

◆　◆　◆

世の中は理不尽です。

努力が必ず報われるとは限りませんし、「努力すれば報われる」と思っていると、現実とのギャップに苦しむこともあるでしょう。

でも、たとえ良い結果につながらなくても、「努力をした」という事実は残ります。

そして、努力をする過程で、人は必ず何かを学んでいます。

学んだことをほかの人に伝えることができれば、その学びが、誰かの幸せや喜びにつながるかもしれません。

努力は報われなくても、人生にムダなことは何一つないのです。

summary

たとえ報われなくても、努力をした事実は残る

努力は必ず報われるとは限りません。
どれほど努力しても思うような結果が出ず、
絶望したり、怒りを覚えたりすることもあるでしょう。
しかし、良い結果につながらなかったとしても、
努力をした事実は残ります。
そして、
努力をしたこと、努力をする過程で学んだことは、
結果よりもはるかに大事なのです。

11

今までの人生で一番誇らしいことはなんでしょう？

「あと1年で人生が終わるとしたら?」という問いかけに対し、多くの人は自分がやってきたこと、自分がこの世に存在した意味などを考えるようになります。

もしかしたら、

「大した仕事もしていないし、誇れるものなどない」
「今まで生きてきて、良いことなんてなかった」

と思ってしまう人もいるかもしれませんが、そのような結論を下す前に、ご自身の人生をもう一度、丁寧に振り返ってみてください。

私はこれまで、たくさんの患者さんをお見送りしてきました。
その中で学んだのは、最初のうちは、「自分の人生なんてつまらない」「自分の人生に価値なんてない」と言っていた方でも、やがて、

「派手なことはなかったけれど、実はたくさんの人に支えられて生きてきた」
「それなりに幸せな人生だった」
「少しは、人に喜んでもらうことができた」

と考えるようになるということ、そして、人生を肯定できるようになるにつれて、心や表情がどんどん穏やかになっていくということです。

◆　◆　◆

ディグニティセラピーについてはすでにお話ししましたが、私たちは患者さんに質問をするだけでなく、その回答の内容を、患者さんから大切な人への手紙という形にまとめます。

患者さんの人生にいかに価値や意味があったかを、患者さんご自身に知っていただくと同時に、患者さんと周りの方の間に、たとえ患者さんがこの世を去っても、決して消えることのない絆をつくっていただくためです。

こうしてできあがった手紙には、患者さんの人生と思いが詰まっています。

たとえば、金属加工メーカーに勤めていたある男性は、息子さんに向けて、

「ひたすら金属と取り組み続けた人生であり、特に華やかなことはなかったけれど、ある設備を工場に導入するプロジェクトに関わり、会社が生産力を上げていくための基礎つくりに貢献できたことを誇りに思っている」

「家族を守り、子どもたちを無事育てることができたことを幸せに思っている」

といったメッセージを残されました。

また、別の男性は、奥さんに向けて、

「何か特別に大きなことを成し遂げたわけではないけれど、愉快な人生だった」

「病気になったことも含め、決して順風満帆な人生ではなかったけれど、目の前の課題を乗り越えて達成感を味わったり、うまくいかないこととどう折り合いをつけていくかを考えたり、面白い人生だった」

というメッセージを残されています。

なお、この方は子どものころから音楽が好きで、会社員時代にはバンドを組んでいました。

病気になってから過去の写真を見直したところ、ライブで、常に自分がセンターに立ち、格好をつけているのを見て、

「自分は、どちらかといえば臆病な生き方をしてきたと思っていたけれど、本当はこんなに楽しそうに生きていたんだな」

と、あらためて思ったそうです。

◆　◆　◆

誰の人生にも必ず、ドラマがあります。

自分自身に起きた出来事はあまりにも身近すぎるため、人はつい「つまらないこと」「当たり前のこと」と思ってしまいがちです。

しかし、よくよく見てみると、取るに足らない人生や平凡な人生など、一つもないのです。

世間はどうしても、華々しい活躍をした人ばかりに注目します。

歴史の教科書に名前が残るのも、ごく一部の人だけです。

でも、そのような人たちの人生と、私たち一人ひとりの人生に、価値の違いはありませんし、他人の評価と、「本人が自分の人生をどのようにとらえているか」「本人が自分の人生にどれだけ満足しているか」は、まったく関係ありません。

もし今、「自分の人生に良かったことなどない」「自分の人生に価値などない」と思っている人は、「誇らしいと感じたこと」、「ささやかでも達成できたこと」などをできるだけたくさん思い出してみてください。

「子どもの頃に作文を褒《ほ》められた」とか「まったく料理ができなかったのに、始めてみたら楽しくて、いつのまにかレパートリーが増えていた」とか、どんなことでもかまいません。

自分がやってきたことや自分の人生に「価値がある」と思えること。

それこそが、明日からの人生を輝かせるうえで、大事なことなのです。

summary

死を前にすると、人生の素晴らしさがわかる

最後のときが近づくと、
多くの人は自分自身や自分の人生を
肯定するようになります。
「自分の人生に良いことなどなかった」
「自分には価値などない」と思っていた人でも、
それまでの歩みを振り返り、
自分が存在した意味や、
この世界の素晴らしさに気づきます。

12

未来に夢を描けますか？

みなさんの中に、何かやりたいこと、実現させたいことがあるのに、「もう歳だから」「今さら遅い」と思い込んでいる人はいませんか？

あるいは、「これから歳をとっていくだけだし、この先の人生に、そんなに良いことが待っているとも思えない」とあきらめてしまっている人はいませんか？

では、あと1年で人生が終わるとしたら、どうでしょう。

「あと1年しかないなら、悔いが残らないように、やりたいことにチャレンジしてみよう」「最後までしっかり生ききろう」と思うでしょうか？

「あと1年しかないなら、何をやってもムダだ」「ただ静かに最後のときを待とう」と思うでしょうか？

もちろん、考え方は人それぞれですが、私は、人生において、何を始めるにも「遅すぎる」ことはないと思っていますし、未来に思いをはせることは、より良く生きるうえで、必要不可欠だと思っています。

◆
◆
◆

ふだんはあまり意識していないかもしれませんが、私たちは常に、未来を想像したり、将来に希望を抱いたりしています。

今夜はおいしいものを食べよう。
週末は、家族や仲のいい友だちと遠出をしよう。
春になったら花見をしよう。
将来は、趣味を生かした仕事をしたい。

こうした思いが、どれほど心の支えになっているか、わかりません。

逆に、未来に夢や希望を抱けないと、「今」をしっかりと生きていくことが難しくなります。

どんなにおいしい料理を作っても、家族が誰も食べてくれないとあらかじめわかっていたら、果たして料理を作る気になるでしょうか。どんなに頑張って働いても、給料が上がりそうにない、またはやりがいが感じられそうにないと思ったら、果たして働く気になるでしょうか。

あるいは、残された時間がわずかだと知らされたときも、多くの人は一時的に今を生きる意味を見失い、生きる力をそがれてしまいます。

◆
◆
◆

私が以前出会った50代の男性の患者さんは、定年退職後に、奥さまと一緒に世界一周旅行に出かけることを楽しみに、一生懸命働き、毎月こつこつと貯金をしていました。

ところが、定年まであとわずかというときに、検診で肺がんが見つかったのです。

がんはすでに身体のあちこちに転移していたため、完治は望めない状態。医師から「どんなに頑張っても、一年以上生き延びるのは難しい」と言われ、その患者さんは「定年後の旅行を楽しみに生きてきたのに」「自分の人生は何だったんだろう？」とばかり考えるようになりました。

しかし、このように一見絶望的な状況であっても、実はまだ、未来に思いをはせる自由は残されています。

たとえばこの患者さんは、いったんは未来の希望を失ったものの、少しずつ運命を受け入れ、

「本当は旅行に行くことではなく、妻と時間を共有することが、私にとって

は大事だったのだと気づきました」

「自宅で、妻に見守られながら人生最後のときを迎えられる自分は、幸せだと思っています」

と口にされるようになりました。

◆　◆　◆

また、別の患者さんは、司法書士の仕事をなさっていました。

64歳のときに胃がんが見つかり、仕事をやめて治療に専念したのですが、徐々に薬が効かなくなり、主治医の先生から「これ以上の治療は難しい」と告げられたのを機に、ホスピス病棟に入院されました。

最初のころ、その患者さんはよく「残された時間は限られているし、生きていても意味がない」とおっしゃっていたのですが、スタッフが丁寧に話を聴くうちに、少しずつ気持ちが変化していったのでしょう。

「今から思うと、本当に良い家族に恵まれました」

「病気になって初めて人の弱さを知り、人の優しさがわかるようになりました」

と口にされるようになりました。

そして、苦しみを通して知った、家族の大切さ、人の優しさを文章に書き残し、若い人に伝えたいと考えるようになったのです。

「私が死んだあとでも、この人生で学んだ大切なことを、若い人たちに伝えることができる。こんなに嬉しいことはありません」

と、その患者さんは目を輝かせていました。

ほかにも、この世を去った後の世界に思いをはせていた方は、たくさんいらっしゃいます。

◆　◆　◆

「生きている間は仕事が忙しく、なかなか一緒にいられなかったけれど、死んだら、常に近くで、幼い子どもたちの成長を見守ります」と言うお父さんもいれば、自分の人生を振り返り、「自分たちが造った橋が、これからも多くの人の役に立つと思うと、とても幸せな気持ちになります」と語ってくれた橋梁《きょうりょう》メーカーの社員の方もいました。

このように、死という究極の苦しみでさえ、人から、未来を夢見る自由を完全に奪うことはできません。

今、元気に生きていられるなら、なおさらです。

未来に思いをはせることは、人に与えられた素晴らしい能力であり、自由であり、権利であり、生きる支えになります。

たとえ年齢を重ねていても、若いころに比べて体の自由がきかなくなっていても、みなさんにやりたいことや実現させたいことがあるなら、ぜひその気持ちを大事にしていただきたい、未来に思いをはせることをあきらめないでいただきたい、と私は思っています。

summary

未来に思いをはせる自由は、すべての人に与えられている

人には、未来に思いをはせる能力があり、
自由があり、権利があります。
しかし、未来に夢や希望を抱けないと、
人は「今」をしっかりと生きることができなくなります。
逆に、健康なときでも、
病気や死という大きな苦しみを抱えているときでも、
未来への思いこそが、
人が生きていくうえでの支えとなるのです。

CHAPTER 4

人生をもっと楽しむために

13

どうすれば、生きてきてよかったと思えるでしょうか？

人生にはさまざまなときが訪れます。

楽しいとき、嬉しいとき、幸せなとき。

そして悲しいとき、苦しいとき、絶望したとき……。


では、辛いとき、あなたの心の支えとなってくれるのは何でしょうか？


答えは人によって、あるいは場面によってさまざまでしょう。

仕事で苦しい思いをしている人にとっては、周りの人の愛情や、大好きな趣味が支えになるかもしれません。

逆に、大切な人を失ったときには、仕事が支えになるかもしれません。


では、生きる目的や自分自身の価値を見失ってしまったときはどうでしょう。

そのような場合は、もしかしたら、過去の自分が、今の自分を絶望から救ってくれるかもしれません。

◆　◆　◆

以前、出会った患者さんの中に、すい臓がんになった60代の男性がいました。

すい臓がんは治療が難しいといわれていますが、彼は懸命に病気と闘っていました。

辛く苦しい日々の中で、彼の心の支えとなったのは、かつて元気だったころの自分の姿であり、思い出です。

学生時代、ずっと野球をしていた彼は、「あんなに丈夫だった自分が、病気に負けるはずがない」と考え、希望を捨てずにいました。

もちろん、ときには病気になった自分、弱ってしまった自分を受け入れたほうが、気持ちが楽になることもあります。

しかし、その方にとっては、「自分が負けるはずがない」と思い続けることこそが支えになっていたのだと、私は思います。

ほかにも、過去の思い出に支えられた方、過去を思い出すことで、生きる意味や自分自身の価値に気づかれた方は、たくさんいらっしゃいました。

「自分の人生には、楽しいことなんてまったくなかった」と思い込んでいた方が、死を前にして丁寧に人生を振り返り、「今まで気づかずにいたけれど、自分はたくさんの人に支えられ、愛されていたのだ」と気づいたり。

「愛する家族をおいて、この世を去らなければいけない」という思いに苦しんでいた方が、少しずつ「こんなにも楽しい思い出がたくさんできたのだから、もうこの世に未練を残さず、穏やかな気持ちで旅立とう」という気持ちになっていったり。

あるいは、ずっと「自分の人生は失敗の連続だった」「たくさんの過ちをおかしてしまった」と悔やんでいた方が、「しかし、自分はそのときそのときを、常に一生懸命に生きてきた」と考えるようになり、笑顔を取り戻されたこともありました。

◆◆◆

たとえ、ふだんは忘れていても、心のアルバムをめくれば、誰でも必ず生き生きと輝いている瞬間の写真を見つけることができるはずです。

両親や祖父母、友人、恋人、子どもから、愛されていると感じた瞬間。
仕事や勉強、趣味などで、ささやかでも喜びを感じた瞬間。
自然の美しさに気づいたり、素敵な本を読んだりして、感動した瞬間。

何でもかまいません。

それらはきっと、辛いときの心の支えとなり、あなたの心に「生きてきてよかった」という思いを呼び覚ましてくれるはずです。

summary

どんな過ちも「これでよい」と許せる日が来る

生きる目的や自分自身の価値を
見失ってしまったときは、
生き生きと輝いていたときの自分が
支えになってくれることがあります。
ふだんは忘れていても、
過去の自分を丁寧に思い出すことが、
人生の意味や価値に気づくヒントになるのです。

14

つらい悩み、生き苦しさはありますか？

生きている限り、人はさまざまな苦しみに襲われます。

ほしいものが手に入らない苦しみ。

大事な人やものを失う苦しみや、病気の苦しみ。

どんなに恵まれているように見えても、誰もが必ず、何らかの苦しみを抱えて生きています。


おそらく、多くの人は「苦しみのない人生を歩みたい」「人生から苦しみをなくしたい」と思っているはずです。

では、苦しみを取り除くには、どうしたらよいのでしょう。


あらゆる苦しみは、「こうだったらいいな」という希望と、現実とのギャップから生まれます。

そのため、努力などによって希望を実現したり、現実に合わせて希望の設定を変えたりすることで、解消できる苦しみもあります。

加齢による身体能力の衰えに悩んでいるなら、食事や運動によって身体機能をできるだけ維持するよう努めるか、あまり身体に無理をさせないよう、生活の仕方を変える。

チャレンジしようと思っている試験が難しいと感じているなら、合格できるようより勉強に励むか、受ける試験のレベルを下げる。

ほしいものが高くて買えず、苦しみを感じているなら、何とかしてお金をつくるか、手持ちのお金で買えるもので我慢する。

このようにして希望と現実のギャップを埋めれば、一部の苦しみは取り除くことができます。

◆
◆
◆

しかし、人の力では、どうしてもなくすことのできない苦しみもあります。

たとえば、大切な人が亡くなってしまった苦しみは、どうしても解消することができません。

亡くなった人を取り戻す方法はないからです。

あるいは、治療するすべのない病気にかかり、働けなくなるどころか、買い物に行く、トイレに行くなど、今まで当たり前にできていたことさえできなくなったときの苦しみは、筆舌に尽くしがたいものがあります。

病気による体の痛みに加え、自分では何もできないこと、将来が見えないことへのいらだちや不安を抱え、「こんな人生、早く終わらせてしまいたい」と思うこともあるかもしれません。


そのような人に、「命を大事にしてください」「あなたより苦しい人はもっといます。それに比べれば幸せですよ」などとはとても言えませんし、言っても、その人の苦しみはまったく軽減されないでしょう。

◆
◆
◆

こうした苦しみを乗り越えられる確実な方法は、残念ながらありません。

ただ一つ、いえることがあります。

それは、「人は苦しみから、必ず何かを学ぶ」ということです。

「人生とは、美しい刺繍《ししゅう》を裏から見ているようなものだ」

これは、フランスの古生物学者であり、カトリック司祭者でもある、ティヤール・ド・シャルダンの言葉です。

刺繍を裏から見ているときは、一つひとつの縫い目が何を意味しているか、まったくわかりませんが、それを表から見られるようになったとき、初めてその意味や美しさがわかります。

苦しみの真っただ中にいるとき、多くの人は「なぜ自分が、こんな苦しみを味わわなければならないのか」と思います。

ですが、ある程度時間が経ってから振り返ってみると、苦しんだからこそ学べたこと、得られたものが必ずあるはずです。

そして、数々の苦しみこそが、「あなたの人生」という、世界に一つしかない織物を作り上げてくれるのです。

私が出会う患者さんやそのご家族は、最初のうちは、自分や家族が重い病気になったこと、残された時間がそう長くないことに、非常に苦しんでおられます。

しかし、多くの方は、苦しみの中で、周りの人の大切さや優しさ、ありがたさ、「日常」というものの素晴らしさ、自然の美しさ、自分が生きてきた意味や、自分という存在の価値など、苦しみに直面する前には知りえなかったこと、当たり前すぎて見逃していたことに気づきます。

そして、それができたときに初めて、自分が病気という苦しみを抱えることになった意味を理解するのです。

苦しみは、できれば避けて通りたいものです。

けれども、苦しみは、人間にとって必要なものでもあります。

苦しみとしっかり向きあうことによって、人は本当の強さと、本当の幸せを手に入れることができるのです。

summary

人は悩み、苦しむほど成熟していく

人が抱える悩みや苦しみの中には、
どうしても消すことができないものがあります。
しかし、どのような苦しみからも、
人は必ず何かを学びます。
苦しみに直面し、悩むことによって、
初めて人生にとって大切なことに気づくのです。
それができたとき、
人は本当の強さと幸せを手に入れます。

15

自分を追いつめすぎていませんか？

私たちは日々、たくさんの「しなければならないこと」に追われています。「仕事をしなければならない」「掃除をしなければならない」「友だちとの集まりに参加しなければならない」など、数え上げたら切りがありません。

もともとは「やりたい」と思っていたことでも、予定に入れ、時間が経つと、いつしか「しなければならないこと」になってしまうことがあります。

そして「しなければならないこと」がたまっていくと、それはときに、人を苦しめます。

「しなければならないこと」が全然片付かず、「時間の使い方が下手なんじゃないか」と自分を責めてしまったり、「しなければならないこと」に追われて、人生を楽しむ余裕がなくなってしまったり……。

そんな人は、意外と多いのではないでしょうか。

以前、私が出会った50代の女性の患者さんも、「しなければならない」という強い思いに縛られていました。

元気なとき、彼女は人材派遣の会社に勤め、いくつもの大きなプロジェクトを任されながら、一人で認知症のお母さんの介護をしていました。

ところが、自分自身にがんが見つかり、少しずつ身体の自由がきかなくなっていったのです。

彼女は「私は今まで、お母さんのために生きてきました。自分が病気になって一番悔しいのは、お母さんの介護ができなくなったことです」と口癖のように言い、「お母さんの介護をしなければならないのに」「自分が情けない」と苦しみ続けていました。

そんな彼女に、ある日、私は問いかけました。

「これからどんなことがあれば、お母さんは、穏やかな気持ちで日々を過ごすことができると思いますか？」

彼女はこの問いに対し、何日も考え、ある答えにたどりつきました。

それは、お母さんの介護を、プロの手に任せること。

長年抱えていた、「お母さんの介護を、自分がしなければならない」という思いを手放したのです。

一方で、彼女には、最後まで手放さなかった「しなければならないこと」もありました。

それは、お母さんと一緒の写真を撮ること。

彼女から「どうしても、お母さんとの写真を残したい」と相談されたのは、病状がかなり進み、あと何日生きられるかわからない、というときでしたが、私たちはその望みをかなえるべく奔走し、撮影は無事終了。

その5日後、彼女は亡くなりました。

とても大切な「しなければならないこと」を実現させられた喜びからでしょうか。写真の中の彼女は、とても穏やかで美しい笑顔を浮かべています。

「しなければならないこと」に追われすぎて、人生を楽しめていない人や、「～をしなければ」という気持ちが、自分でも辛いと感じている人は、一つひとつの「しなければならないこと」について、

「あと1年で人生が終わるとしたら、これをやる必要はあるだろうか？」

と考えてみるのも、いいかもしれません。

「人生があと1年で終わる」と考えると、よけいなものがそぎ落とされ、今の自分にとって本当に大事なことだけが見えてきます。

そうすれば、たくさんある「しなければならないこと」に優先順位をつけ、優先度の低いものについては、手放したり人にゆだねたりすることができるようになり、気持ちや時間に余裕が生まれるかもしれません。

summary

人生を楽しむために、あなたは何を望むのか

毎日があまりにも忙しく、
「しなければならないこと」が
山積みになっている人は、
その中に「しなくてもいいこと」が交ざっていないか、
一度立ち止まって考えてみましょう。
そうすれば、あなたにとって本当に必要なもの、
あなたが本当にやりたいことが見えてくるはずです。

16

「自分は思い通りに生きられていない」と思い込んでいませんか？

人生は、なかなか思い通りにはいかないものです。

子育てが一段落し、「働こう」と思った矢先に、今度は両親の介護をしなければならなくなったり、「こんな仕事がしたい」「こんな場所に住みたい」と思っても、条件に合う仕事や物件がなかなか見つからなかったり……。


「私の人生は何一つ思い通りにいっていない」

「私には選ぶ権利も選ぶ余地もない」

そう思っている人も、みなさんの中にはいるかもしれません。


でも、本当にそうでしょうか？

実は私たちはふだん、常に選択を重ねながら生きています。

朝、目覚まし時計が鳴ったときに、起きるかどうかを決めるのも自分です。どういう経路で職場に行くか決めるのも自分だし、どの仕事から手をつけるかを決めるのも自分。

外食の際は、数あるメニューの中から食べたいものを選んでいるはずです。

職業や生き方にしても、必ずどこかで選択をしているはずです。

「就職活動をしたけれどなかなか受からず、唯一決まった会社に入っただけ」という人も、世の中のすべての会社を受けたわけではありません。

受ける会社を決める時点で、ある程度は「興味があるかないか」「受かりそうかどうか」といった選択をしているはずなのです。

そして、選択をするときに、自分にとって良くない方を選ぶ人はいません。

必ず、その時点で「より良い」と考えたものを選んでいます。

つまり、今のあなたの人生は、過去の無数の選択の積み重ねによってできあがった、最良の結果なのです。

◆◆◆

しかし、健康なとき、人はなかなか、その事実に気づくことができません。

「いつだって自分には、選択の自由があったのだな」と気づくのは、たいてい、病気になったときや、人生の終わりが近づいてきたときです。

病気などで身体が不自由になると、選択の幅は大きく狭まります。元気なとき、私たちは自分の足でどこにでも行くことができ、お金が許す範囲で、食べたいものを食べることもできます。

しかし、身体の自由がきかなくなると、通りの向こうのコンビニに行くことも、自宅のトイレに自力で行くことも難しくなります。食べるものも制限され、場合によっては、口からではなく、胃ろうによって体内に取り込まなければならなくなります。

私はよく、次のような患者さんの言葉を耳にします。

「もう一度、歩いて近所のスーパーに行きたいなあ」

「もう一度、寿司をお腹いっぱい食べたいなあ」

そしてみなさん、「今まで、自由に好きなものを選んで生きてきたんだなあ」

とおっしゃるのです。

それでも生きている限り、選択の自由は与えられます。

たとえば、自力でトイレに行けなくなった患者さんは、おむつを使うか、ポータブルトイレを使うか、尿留置カテーテルを使うかを選ぶことができます。

身体が動かなくなった方は、誰に介護を頼むかを選ぶことができます。

私たちは、この世を去る最後の瞬間まで、常に「より良い選択」をし続けることができるのです。

「自分は思い通りに生きられていない」と思っている方は、ぜひ、日常の中で何気なく選んでいるものに目を向けてみてください。

自分がふだん、いかに多くのことを自由に当たり前に選んでいるかに気づくことができれば、きっと自分の人生を肯定し、明日からより意識的に、一つひとつの選択ができるようになるはずです。

summary

選択できる喜びはかけがえのないもの

人は常に自分にとってより良いと思えるものを選んで生きています。
その当たり前にある喜びは、
健康なときはなかなか感じられないかもしれません。
ですが、人生の終末期、「旅行に行けた」ことや、「誰かと食事をした」などの小さな選択が大きな喜びであったことを感じる人もいます。
今、自分が何かを選べること、
その尊さを改めてお伝えしたいと思います。

17

自分の心の声は聞こえていますか？

これまで、さまざまなお話をしてきましたが、最後に、私が生きるうえで、もっとも大切にしていることを、みなさんにお伝えしたいと思います。

それは、「どんなときでも、自分の気持ちに誠実に、正直に生きること」「自分の尊厳を守ること」です。

自分の気持ちに誠実に、正直に生きれば、人は自ずと、進むべき道へ進み、本当に自分らしくいられる場所にたどり着くことができると、私は信じています。

そして、自分が本当に自分らしくいられることこそが、自分の尊厳を守ることにつながります。


自分の思いがまったく伝わらず、自分の希望がまったく叶わない。

選択の自由が何一つ認められていない。

自分の行動が徹底的に抑圧され管理されている。

「尊厳が奪われる」とは、こうした状態のことであり、とても自分らしく生きているとはいえません。

尊厳が奪われることは、存在を否定されることです。

尊厳が奪われたまま1年も2年も生活していたら、人は確実に心を病んでしまうでしょう。


そのような状態に陥るのを避けるためには、とにかく自分の心の声を聞き、従うことです。

常に自分の心に従って行動していれば、たとえ失敗したとしても後悔は少なく、人生最後の瞬間に「ああ、生きてきてよかった」と思えるでしょう。

◆ ◆ ◆

しかし、みなさんの中には「そもそも、自分の気持ちがわからない」という人もいるかもしれません。

人の気持ちというのは複雑なものです。

愛と憎しみ、嬉しさと悲しさなど、相反する感情がない混ぜになることもあれば、どうでもいいことはどんどん口に出せるのに、本当に大事なことほど、心の奥深くに隠れてしまうこともあります。

誰かの本心を知ることは容易ではなく、自分自身でさえ、自分の本心になかなか気づけないこともあります。


なお、人生の最終段階の医療に携わる私たちにとって、患者さんの話を丁寧に聴くのは、とても大事なことです。

時間をかけ、ゆっくりと話を聴いて初めて、患者さんの本心や、患者さんが本当に望んでいることがわかることが、少なくないからです。


たとえば、患者さんが病院のスタッフに、「昨日の夜、あまり眠れませんでした」と言ったとします。

それに対し、「昼間、寝ていたからですよ」「少しくらい眠れなくても大丈夫です」「睡眠導入剤を出しましょうか？」などと答えるのは望ましくありません。

こちらの意見を一方的に押しつけたり、勝手に話を進めたりしては、患者さんの本心を知る機会を逃してしまいます。

このようなとき、私は、反復と沈黙、そして問いかけを大切にしています。

反復とは、患者さんの話の中から、カギとなる言葉を見つけ、それを再度繰り返すこと、沈黙とは、患者さんが言葉を発するまで、こちらからは話しかけずにじっと待つことです。

「昨日の夜、眠れませんでした」と言われれば、「昨日の夜、眠れなかったのですね」と答え、「少しは眠れるのですが、すぐに目が覚めてしまうんです」と言われれば、「すぐに目が覚めてしまうんですね」と答える。

反復や沈黙を重ね、患者さんが「この人は私の苦しみをわかってくれる人だ」という安心感や満足感を抱いてくださったとき、患者さんと私の間に信頼関係が生まれます。

それができて初めて、患者さんは「このまま自分が死んでしまうんじゃないかと、不安で眠れないんです」「家にいる子どもたちのことが心配なんです」など、本当の気持ちを話してくれるのです。

なお、こうした対話の中で、患者さんも気づいていなかった本当の気持ちや望みが、ふと患者さんの口をついて出てくることがあります。

いつも強気で、「さっさと死んでしまいたい」と言っていた患者さんが、人一倍、この世を去ることへの不安や恐怖を抱えていることがわかったこともあれば、ご家族に厳しく接していた患者さんが、心の中では家族に対し、申し訳ないという気持ちを抱えていることがわかったこともありました。

「自分自身が何を望んでいるかわからない」という人は、一度、ご自分の人生を振り返ってみることをおすすめします。

今までの人生で楽しかったとき、自分が一番生き生きとしていたときのことを思い出すだけで、自分が大切にしてきたこと、自分の過去において重要だと思われることなどが、心の中に浮かんでくるかもしれません。

すると、今は心が動かず、何を望んでいるかがわからなくても、自分の声なき声に気づくことでしょう。

summary

自分の内側にある声なき声に耳を傾けて

自分の本当の気持ちは、
他人はもちろん、自分自身にもなかなかわかりません。
「自分の気持ちがわからない」という人は、
これまでの自分の人生を振り返ってみましょう。
なにが好きだったか、大切だったか。
その記憶の中に、本当の自分の声が隠れています。
声なき自分の声に耳を傾ける。
時折、そんな時間を作ってみてください。

おわりに

『今日が人生最後の日だと思って生きなさい』シリーズの刊行後、読者のみなさんから、たくさんのお手紙をいただきました。

10代から90代まで、幅広い世代の方が感想を寄せてくださっており、幸せとありがたさをかみしめながら、一通一通読ませていただいたのですが、そこにはさまざまな思いが綴られていました。


大切な人に先立たれ、気力を失っていたけれど、「亡くなった人とも、心はしっかりつながっている」ということに気づき、前向きに生きていこうと思うようになったという方。

自分自身が病気になり、死が近づいてくることをやみくもに怖がっていたけれど、「とにかく最後の日まで悔いなく前向きに、時間を積み重ねていこう」と考えるようになったという方。

「自分の価値がわからない」「自分はなぜ生きているのか」と悩んでいたけれど、「ただ生きているだけで十分幸せでありがたいことなのだ、と気づいた」という方。

それぞれに大きな悩みを抱えながらも、一生懸命そうした苦しみと向き合い、頑張っておられるようでした。

そんなみなさんの声を読みながら、私の心に芽生えたのは、「私の経験を、より具体的に、みなさんのお役に立てるような形でお伝えすることはできないか」という思いでした。

私は人生の最終段階の医療に携わることで、これまで、たくさんの方々と出会い、たくさんの方々をお見送りしてきました。

病気になり、身体の自由がきかなくなったり、人生最後のときが近くなったりすることは、このうえなく大きな苦しみです。

しかし多くの人は、悩み、苦しみ、もがく中で、少しずつ自分の人生を振り返り、そこに意味や価値を見出すようになります。

そうしたプロセスを経て、自分の人生を肯定できるようになったとき、人はようやく本当の強さ、心の穏やかさを手に入れることができるのです。

そしてこれは、死に直面している方に限ったことではありません。

現在、何らかの苦しみや悩みを抱えている方も、人生の意味を模索し、自分なりの答えを導き出すことができれば、必ず、前を向いて生きていく力が得られるのではないかと、私は思っています。

◆　◆　◆

なお、本文でも少し触れましたが、近年、「2025年問題」がメディアに取り上げられる機会が増えています。

2025年問題とは、2025年ごろまでに団塊の世代が後期高齢者に達することにより、介護費や医療費、高齢者世帯、死亡者数などが急増し、急性期病院の負担が増え、介護医療従事者の人手や病床数などが不足するというものです。

日本の医療保険制度は非常に手厚く、世界に誇れるものだといえます。そのため、私たちは今まで、「公助」にかなり頼ってきました。

しかし、これからはそうもいきません。入院したくても入院できなかったり、すぐに退院させられたり、といったことが多くなっていきます。

在宅診療や、自宅での「看取り」へのニーズも、ますます高まっていくでしょう。

2020年のコロナ禍で、「医療崩壊」が問題になりましたが、同じようなことが、数年後には、当たり前のように起こるかもしれないのです。

本文中でも触れたように、近年、生涯未婚率も上昇しています。

公助にも、家族やパートナーにも頼ることができず、経済的・身体的に、解決できないさまざまな苦しみを抱える人は、今後ますます増えていくことが予想されます。


そのような中、必要となってくるのは、苦しみや困難と向き合う力や、苦しんでいる人を笑顔にする技術を磨くことであり、仲間同士で、あるいは地域で支え合うことです。


一人ひとりは弱くても、互いに支え合い助け合うことができれば、公助に頼らなくても生き抜いていくことができるかもしれません。

そして、苦しみや困難と向き合う力を持った人、苦しんでいる人を笑顔にする技術を持つ人がグループ内に、地域に、日本に、世界に増えていけば、社会は少しずつ変わっていきます。

私が２０１５年に、有志で「エンドオブライフ・ケア協会」を立ち上げたのは、まさに「苦しんでいる人を笑顔にすることができる技術」を、できるだけ多くの人に伝えていきたいと思ったからです。

話が少々大きくなってしまいましたが、「もしあと1年で人生が終わるとしたら?」と考えることは、自分にとって本当に大切なことに気づくことであり、苦しみや困難と向き合う力、人と支え合い助け合う力、苦しんでいる人を笑顔にする技術を育むことにもつながります。

この本がみなさんの、そして日本の、世界の将来を照らす、ささやかな光となることを、心から祈っています。

小澤竹俊

もしあと1年で
人生が終わるとしたら?

発行日　2021年 3 月29日　第1刷
発行日　2021年12月22日　第19刷

著者　小澤竹俊

本書プロジェクトチーム
編集統括　柿内尚文
編集担当　栗田亘
デザイン　小口翔平（tobufune）
イラスト　山内庸資
編集協力　村本篤信
校正　荒井順子
DTP 本文デザイン　廣瀬梨江

営業統括　丸山敏生
営業推進　増尾友裕、綱脇愛、大原桂子、桐山敦子、矢部愛、高坂美智子、寺内未来子
販売促進　池田孝一郎、石井耕平、熊切絵理、菊山清佳、吉村寿美子、矢橋寛子、
遠藤真知子、森田真紀、高垣知子、氏家和佳子
プロモーション　山田美恵、藤野茉友、林屋成一郎

編集　小林英史、村上芳子、大住兼正、菊地貴広
講演・マネジメント事業　斎藤和佳、志水公美
メディア開発　池田剛、中山景、中村悟志、長野太介
管理部　八木宏之、早坂裕子、生越こずえ、名児耶美咲、金井昭彦
マネジメント　坂下毅
発行人　高橋克佳

発行所　株式会社アスコム

〒105-0003
東京都港区西新橋2-23-1　3東洋海事ビル
編集局　TEL：03-5425-6627
営業局　TEL：03-5425-6626　FAX：03-5425-6770

印刷・製本　株式会社光邦

Printed in Japan ISBN 978-4-7762-1137-2

本書は2017年1月に弊社より刊行された
『2800人を看取った医師が教える人生の意味が見つかるノート』を
改題し、加筆修正したものです。